局部解剖学

主　编　陈学洪　李启华

副主编　张兰凤　林乐迎

编　者　（以姓氏笔画为序）

刘瑞珍　李　剑　李启华

张兰凤　陈学洪　林乐迎

黄争春

U0206074

中国医药科技出版社

内 容 提 要

为了减轻高等医药院校学生的学习负担，使他们用最少的时间全面掌握、准确理解和记住《局部解剖学》的内容，我们根据教学大纲，结合编者多年的教学经验与体会，参考相关书籍，编写了本书。

本书章节编排与规划教材基本一致，分8章讲述局部解剖学知识。每章共分四大块：教学目的、内容精讲、同步练习和参考答案。每章教学目的列出了本章重点掌握、熟悉和了解内容，内容精讲将教材内容做全面系统归纳总结，重点、难点、考点处用特殊符号标记。书后附一套综合模拟试卷，以供学习者检查自己对知识的掌握程度。

本书适于高等医学院校基础、临床、预防、五官、口腔类本科学生使用，也可作为报考研究生的专业课复习及教师教学、临床医师的参考书。

图书在版编目（CIP）数据

局部解剖学 / 陈学洪，李启华主编. —北京：中国医药科技出版社，2014.3

卫生部"十二五"规划教材精讲与同步练习

ISBN 978-7-5067-6658-6

Ⅰ. ①局… Ⅱ. ①陈…②李… Ⅲ. ①局部解剖学—医学院校—教学参考资料 Ⅳ. ① R323

中国版本图书馆 CIP 数据核字（2014）第 024683 号

美术编辑 陈君杞
版式设计 郭小平

出版　中国医药科技出版社
地址　北京市海淀区文慧园北路甲 22 号
邮编　100082
电话　发行：010-62227427　邮购：010-62236938
网址　www.cmstp.com
规格　787×1092mm¹⁄₁₆
印张　7¹⁄₂
字数　160 千字
版次　2014 年 3 月第 1 版
印次　2014 年 3 月第 1 次印刷
印刷　航远印刷有限公司
经销　全国各地新华书店
书号　ISBN 978-7-5067-6658-6
定价　**20.00 元**

本社图书如存在印装质量问题请与本社联系调换

丛书编委会

　　局部解剖学是一门重要的医学基础课程，也是一门形态学课程。需要记忆的东西多，繁琐且不易归纳，在教学实践过程中，学生常感到难懂、难记。因此，仅仅依靠课堂和教材，很难使学生牢固掌握局部解剖学的基本知识与基本理论。

　　为了激发学生的学习兴趣，减轻学生的学习负担，用较少的时间掌握和记住教材的内容，帮助学生对教材理论知识进行准确的理解和全面复习，培养学生全面分析问题和解决问题的能力，训练学生比较、归纳、综合问题及表达问题的能力，轻松学好本课程，本书编委会紧紧围绕卫生部"十二五"规划教材《局部解剖学》(第8版)，严格遵循教学大纲的要求，结合多位一线教师多年的教学经验与体会，编写了本书。

　　全书分8章，章节编排与教材基本一致，每章共分四部分："教学目的"、"内容精讲"、"同步练习"和"参考答案"，在每章开始处明确指出本章需要重点掌握、熟悉和了解内容。行文中重点内容用★在开始位置标出，并在特别需要强调处（重点、难点、考点）用点线明示。章后设"同步练习"和"参考答案"，书后附一套综合模拟试卷，以供学习者检查自己对知识的掌握程度。

　　本书不但能帮助学生进行课前预习，提高听课效率，更有助于在课后复习时，对知识的总结归纳、融会贯通，从而减轻学习负担，增强学习效果。本书适于高等医学院校临床、妇幼、预防、五官、口腔、检验及护理学等本科学生使用，也可作为报考研究生的专业课复习及教师教学的参考用书。

　　由于编者水平有限，时间比较仓促，错漏之处及其他问题在所难免，恳请本书使用者不吝指正。

编　者
2013 年 12 月

Contents 目 录

绪　　论

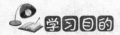

1. 掌握　局部解剖学的定义，解剖操作的具体要求。
2. 熟悉　局部解剖学的学习方法，解剖器械的使用。
3. 了解　人体各部的特点和解剖要领。

★局部解剖学（regional anatomy）是按照人体的局部分区来研究器官与结构的位置、形态、体表标志与投影、层次和毗邻关系等的科学。是人体解剖学的重要组成部分，具有很强的实际应用意义，必须认真、扎实地学好。

一、局部解剖学的学习方法

学习局部解剖学的目的主要是通过解剖与观察人体标本，以掌握人体解剖学的基本理论、基本知识和基本技能，为临床实践打下必要的形态学基础。因此，要成为一名优秀的临床医师，就必须认真、扎实地学好局部解剖学。

局部解剖学是一门实践性很强的学科，应用正确的思维形式和学习方法可起到事半功倍的效果。具体方法为：①理论指导实践；②苦练解剖技能；③密切联系临床；④掌握表面解剖；⑤重视断层解剖和血管铸型；⑥借助新兴媒体。

二、人体的分部、层次和基本结构

★人体可分为头部、颈部、躯干部（包括胸部、盆部与会阴）、上肢和下肢5个部分，每一部分又可分为若干个区。人体结构特点如下。

（一）皮肤

皮肤（skin）　覆于体表，可分为表皮和真皮，真皮与下面的浅筋膜相连。身体各部皮肤厚薄不一，皮肤纹理也不一致，在解剖操作做皮肤切口时应注意。

（二）浅筋膜

浅筋膜（superficial fascia）　又称皮下筋膜或皮下组织，属疏松结缔组织，遍布于全身皮下。浅筋膜的发育情况因人而异，儿童、女性及肥胖者浅筋膜较厚；老年、男性及瘦弱者则较薄。身体的不同部位浅筋膜的厚薄也不一样，腹壁、臀部等部位较厚，眼睑、阴茎等部位较薄。浅筋膜内有浅动脉、浅静脉、浅淋巴管及皮神经分布。

（三）深筋膜

深筋膜（deep fascia）　又称固有筋膜，是位于浅筋膜深面并包裹着肌的纤维组织膜。四肢的筋膜还深入肌群之间并连于骨，称之为肌间隔。身体各部的深筋膜，其厚薄强弱有所不同，躯干部较弱，四肢较强，上肢较弱，下肢较强，腕、踝部深筋膜浅层特别增厚，形成支持带。

（四）肌

肌（muscle）（指骨骼肌）绝大多数起、止于骨骼，部分肌可附着于筋膜、关节囊、韧带等处，少数肌附着于皮肤、黏膜或构成脏器壁（脏器横纹肌）。

（五）血管

包括动脉（artery）和静脉（vein），二者常与神经（nerve）伴行。

（1）动脉管径较伴行静脉小，壁厚，断端呈圆形，有弹性，管腔内空虚，不含血液。

（2）静脉管径较同级动脉为粗，管壁较薄，断端塌陷，弹性较差。尸体的静脉管腔内常含有凝固的血块，呈紫蓝色。浅静脉多数吻合成网；深静脉常与动脉伴行，在四肢伴行的静脉常为两条，位于动脉的两侧。

（六）淋巴管与淋巴结

1. 淋巴管（lymphatic vessel）　除胸导管和右淋巴导管较粗外，一般都很细小，壁薄透明，不易辨别。

2. 淋巴结（lymph node）　为实质性结构，呈扁椭圆形，多位于人体的凹窝或较隐蔽处。

（七）神经

神经（nerve）呈白色条索状，常与血管伴行，形成血管神经束。有的还被结缔组织鞘包裹，只有剖开鞘后，才能观察其内的血管和神经，如颈动脉鞘。

（八）骨与骨连接

骨（bone）构成人体的支架，起支持和保护作用，骨表面供骨骼肌附着。骨连结（joints）位于骨与骨之间，可分为直接连结和间接连结，间接连结又称滑膜关节（简称关节），关节的重要辅助结构有韧带、关节唇、关节盘、滑膜襞和滑膜囊等。

（九）脑与脊髓

脑（brain）位于颅腔内，可分为端脑、间脑、脑干和小脑四部分，外有三层被膜硬脑膜、脑蛛网膜和软脑膜包绕。脊髓（spinal cord）位于椎管之中，由硬脊膜、脊髓蛛网膜和软脊膜封裹。

（十）内脏

内脏（viscera）是指消化、呼吸、泌尿和生殖四个系统的器官，分布于头、颈、胸、腹、盆各部。可分有腔型（中空型）器官和实质性器官两类，中空型内含管腔，管壁为分层结构。实质性器官多为分叶性结构，血管、神经一般集中由"门"进出脏器。

◀ 三、解剖器械的准备和使用

（一）解剖器械的准备

"工欲善其事，必先利其器"。学习局部解剖学，进行尸体解剖操作，首先必须进行解剖器械的准备。常用的解剖器械包括解剖刀、解剖镊、解剖剪、拉钩、肋骨剪、椎管锯和咬骨钳等。要保证解剖操作的效果和较高的效率，必须保持解剖刀、解剖剪和肋骨剪等的锋利。每次解剖操作完成以后，必须把所有使用过的解剖器械擦拭干净，并妥为保存，防止生锈，防止刀尖和刀刃等受到损坏。

★（二）解剖器械的使用

1. 解剖刀　是解剖操作时用得最多的器械。刀刃常用于切开皮肤和切断肌肉；刀尖常用于修洁血管和神经；刀柄常用于钝性分离。使用刀刃或刀尖时，一般右手持刀，其方式应视需要而定。作皮肤切口时，常用抓持法或执弓法（操琴法）。所谓执弓法，即用拇指与中、环、小指夹持刀柄，示指按于刀背，形如持小提琴的弓。解剖或修洁一般结构，如肌肉、血管和神经等，则常用执笔法或反挑法。所谓执笔法，即用拇、示、中三指捏持刀柄的前部接近刀片处，犹如执笔写字。当手指运动时，刀尖或刀刃宜做小范围活动，以利于解剖操作准确、细致。

2. **解剖镊** 有无齿和有齿两种。无齿的解剖镊用于夹持和分离血管、神经和肌肉等；有齿的解剖镊仅用于夹持皮肤或非常坚韧的结构，切不可用于夹持血管、神经和肌肉等容易损坏的结构。使用解剖镊一般采用执笔式，动作要简练明快，切忌多余的动作，不可用力旋钮，以免镊齿对合不良。

3. **解剖剪** 有长短和弯直之分，剪尖有尖头和圆头之分，也有一尖一圆的。应该按需要选择使用。正确使用解剖剪的方法是将右手的拇指和无名指各伸入解剖剪的一个环内，中指放在环的前方，示指顶压在解剖剪的运动轴处，起到稳定和定向的作用。

4. **拉钩** 有宽窄不同、深浅不同和弯曲角度不同的多种类型。一般用于牵拉、暴露和固定结构，以利于解剖操作的进行。

5. **其他解剖器械** 肋骨剪用于剪断肋骨，椎管锯用于打开椎管，弓形锯用于锯开颅骨，咬骨钳用于咬断骨并修整骨的断端。

◀ 四、人体各种结构的解剖要领

（一）皮肤解剖法

在尸体的皮肤上，先在拟作切口的部位，用刀背划一线痕。再沿此线痕，将解剖刀的刀尖与皮肤呈直角刺入，感到抵抗力突然减小时，提示刀尖已经抵达浅筋膜，应立即将刀刃倾斜呈45°角，持稳解剖刀，切开皮肤。注意切皮要浅，不可损伤皮下结构。

要注意体会人体不同部位皮肤的厚度和强度。用有齿解剖镊牵起皮肤的一角，用解剖刀紧贴真皮与皮下组织之间，切断皮肤下的致密结缔组织，剥离皮肤，掀起皮片。如果不需要解剖和观察皮下结构，可以将皮肤和皮下组织一并掀起，直接暴露深筋膜。

（二）皮下组织解剖法

皮下组织内的主要解剖结构是皮神经、浅静脉和浅动脉。

皮神经起先在浅筋膜的深处潜行，逐渐分支，变细浅出。可从皮神经穿出深筋膜处开始，沿其走向剖查，直至其神经末梢。浅静脉和浅动脉位于浅筋膜中，沿其经过部位，切开皮下结缔组织，即可将其暴露。某些部位的浅筋膜内有浅淋巴结分布。可用刀尖分开皮下结缔组织，找到淋巴结。

保留需要继续观察的皮神经、浅静脉和浅动脉等结构，其余结构连同皮下结缔组织一起，全部修去，暴露出深筋膜。

（三）深筋膜解剖法

用有齿解剖镊将深筋膜提起，解剖刀的刀刃要平贴肌肉表面，与肌纤维的方向一致，也可与肌纤维的方向垂直。

人体各部位的深筋膜有很大差异：四肢与背部的深筋膜厚而致密，可成片切除；躯干的大部分深筋膜与深面的肌肉结合牢固，只能小片切除；某些部位的深筋膜作为肌肉的起点或形成腱鞘，很难切除；在头颈和四肢的一些部位，深筋膜还形成血管神经鞘、肌间隔和支持带等重要结构，解剖时需要特别小心。

（四）肌解剖法

解剖肌要注意修出肌的边界，去除肌表面的结缔组织，清楚观察肌的位置、形态、起止、肌纤维的方向、肌腹与肌腱和血管、神经的分布。并注意理解该肌的作用。

有时为了观察深处的结构，需要将肌切断。此时应注意断端尽量整齐，营养和支配肌的血管和神经尽量保持完整。

（五）血管神经解剖法

解剖血管和神经的目的是暴露并观察它们。应注意显露并保护重要的血管和神经。通过解剖操作，认清它们的起始、行径、分支和分布范围，注意有无变异的情况出现。

解剖应该从粗的血管和神经开始，由粗到细，仔细剖查，直到进入器官为止。操作应该以钝性分离为主。先用刀尖沿血管和神经的走向，划开包绕它们的结缔组织。然后用无齿解剖镊提起血管或神经，沿其两侧，用刀尖的背面或解剖镊或解剖剪作钝性分离。清除血管或神经周围无用的结构时，也应该在直视下小心进行。去除较粗大的静脉，应做双重结扎，在结扎线之间剪断。

（六）浆膜腔探查法

在人体内，有胸膜腔和腹膜腔等形态各异、大小不同的易发生感染、积液或癌转移扩散的浆膜腔。探查浆膜腔的目的，是为了体会和了解其位置、形态、境界、毗邻和大小等。

探查浆膜腔的主要方法是：切开浆膜的壁层以后，用手伸入浆膜腔，按一定的程序仔细探查浆膜腔的各个部分，特别是壁层和脏层的各个部分及其相互移行和反折处。如果遇到尸体的浆膜腔内有明显的粘连，可以用手指小心进行钝性分离以后再探查；如果遇到有的浆膜腔内液体较多，影响探查是应将液体吸除以后再进行探查。

（七）脏器解剖法

解剖脏器的目的是暴露和观察脏器的形态、位置、毗邻和内部结构，探查其血管和神经的分布等。所以，首先要原位暴露脏器，观察其位置、表面形态、浆膜配布、毗邻关系和体表投影，然后解剖暴露其血管和神经等。必要时切断血管、神经和功能管道等固定装置，整体取下脏器，进行进一步解剖观察。

（八）骨性结构解剖法

骨组织比较坚硬，不同部位的骨可用不同的器械处理。肋骨用肋骨剪剪断，椎管用椎管锯打开，开颅用钢丝锯或弓形锯，咬骨钳用于咬断骨和修整骨的断端等。骨的断端常较锐利，应避免被扎伤。

◀ 五、解剖操作的具体要求

★ **1. 要尊重尸体** 尸体是医学生无言的老师，来源于那些具有无私奉献精神的遗体捐献者。因此，要遵循人道主义精神和医学伦理的规则，自觉自愿地敬畏尸体，爱护标本。

★ **2. 要珍惜解剖的机会** 局部解剖学是临床医学专业的必修课，而系统解剖尸体的机会对大多数医学生来说一生只有一次。因此，一定要重视解剖操作，不怕脏、不怕累、不怕异味刺激。要勤动手，善观察，多动脑。注意团结协作，加强讨论总结。

★ **3. 认真做好预习** 预习是保证解剖操作正确顺利，提高课堂效果的必要准备。每次解剖操作之前，必须认真阅读教材的文字和插图，复习有关的系统解剖学的知识，对照有关的解剖学图谱，准备好必须使用的解剖器械，了解将要解剖内容的重点、难点和大致的解剖顺序，做到心中有数。

★ **4. 要规范解剖操作**　严格的解剖操作是保证解剖质量和学好局部解剖学的必要前提。应该严格按照教师和教材规定的解剖步骤和操作要求，依次进行。既要解剖清楚，暴露充分，又不可盲目切割，任意行事。

5. 要仔细观察辨认　观察和辨认清楚解剖结构，是学习局部解剖学的根本目的。要边解剖，边观察，注意辨认，理论联系实际进行思考。

6. 要重视变异和畸形　在解剖尸体的操作过程中，往往会发现与教材的文字描述或图谱显示有不同的现象，会遇到文字和图谱没有反映的变异或畸形。变异是指人体的个体差异，出现率可高可低，往往对外观和功能影响不大；畸形是指异常的形态和结构，出现率相当低，往往对外观或功能有严重的影响。某些变异（如血管的起点、行径和分支类型）和畸形（如先天性心血管畸形）具有十分重要的临床意义。所以，在解剖过程中，一旦发现变异和畸形，不要轻易放过，要用时报告老师，让更多的同学一起观察，开展讨论和研究，抓住不可多得的机会丰富自己的解剖知识。

第1章 头 部

1. **掌握** 头部的境界，重要的体表标志，危险三角，颅内外静脉的交通，三叉神经的分支分布，面神经的分支分布，颞下颌关节，颅顶皮肤的层次及特点，颅顶皮肤的血供特点，颅底的结构特点，大脑动脉环，小脑幕及其临床意义。

2. **熟悉** 穿腮腺的血管神经，面部的间隙，颅囟，翼静脉丛，海绵窦及穿海绵窦外侧壁结构。

3. **了解** 颅部标志线及重要结构的体表投影，翼内、外肌，垂体窝，颅后窝骨折特点。

第1节 概 述

头部（head）由颅（cranium）与面（face）两部分组成。颅容纳脑及其被膜；面部有视器、位听器、口、鼻等器官。头部的血液供应来自颈内、外动脉和椎动脉，经颈内、外静脉回流至心，淋巴直接或间接注入颈深淋巴结，神经主要是脑神经。

一、境界与分区

头部以下颌骨下缘、下颌角、乳突尖端、上项线和枕外隆凸的连线与颈部分界。头部又借眶上缘、颧弓上缘、外耳门上缘和乳突的连线为界，分为后上方的颅部和前下方的面部。

二、表面解剖

★（一）体表及骨性标志

头部的下述体表标志，对于头部定位具有重要意义。

1. **眉弓（superciliary arch）** 位于眶上缘上方，额结节下方的弓状隆起，男性隆起较显著。眉弓对着大脑额叶的下缘，其内侧份的深面有额窦。

2. **眶上切迹（supraorbital notch）** 有时成孔，即眶上孔，位于眶上缘的内、中1/3交界处，距正中线约2.5cm，眶上血管和神经由此通过。用力按压该处时，可引起明显压痛。

3. **眶下孔（infraorbital foramen）** 位于眶下缘中点的下方约0.8cm处，眶下血管及神经由此穿出。此处可进行眶下神经阻滞麻醉。

4. **颏孔（mental foramen）** 位于下颌第二前磨牙根下方，下颌体上、下缘连线的中点或其稍上方，距正中线约2.5cm处。此孔呈卵圆形，实际是一短管，多开口向后上方，有颏血管和神经通过，为颏神经麻醉的穿刺部位。

★5. **翼点（pterion）** 为额、顶、颞、蝶四骨汇合之处，位于颧弓中点上方约二横指（约3.8cm）处，多呈"H"形。翼点是颅骨的薄弱部分，其内面有脑膜中动脉前支通过，此处受暴力打击时，易发生骨折，并常伴有上述动脉的断裂出血，形成硬膜外血肿。

6. **颧弓（zygomatic arch）** 由颞骨的颧突和颧骨的颞突共同构成，全长都可以触及。颧弓上缘，相当于大脑半球颞叶前端的下缘。颧弓下缘与下颌切迹间的半月形中点，为咬肌神经封闭及上、下颌神经阻滞麻醉的进针点。

7. **耳屏（tragus）** 为位于耳甲前方的扁平突起。在耳屏前上方约 1cm 处可触及颞浅动脉的搏动。在它的前方可以检查颞下颌关节的活动情况。

8. **髁突（condylar process）** 位于颧弓下方，耳屏的前方。在张、闭口运动时，可触及髁突向前、后滑动，若髁突滑动受限，将导致张口困难。

★ 9. **下颌角** 位于下颌体下缘与下颌支后缘相交处。下颌角位置突出，骨质较为薄弱，为下颌骨骨折的好发部位。

★ 10. **乳突（mastoid process）** 位于耳垂后方，其基底部的前内方有茎乳孔，面神经由此孔出颅。在乳突后部的颅底内面有乙状窦沟，容纳乙状窦。乳突根治术时，应注意勿伤及面神经和乙状窦。

★ 11. **前囟点（bregma）** 为冠状缝与矢状缝的相交点，故又名冠矢点。在新生儿，此处的颅骨因骨化尚未完成，仍为结缔组织膜性连接，呈菱形，称为前囟，在 1~2 岁时闭合。临床上可借前囟的膨出或内陷，判断颅内压的高低。

12. **人字点（lambda）** 为矢状缝的后端与人字缝的相交点。有的人在此处呈一线性凹陷，可以触知。新生儿的后囟即位于此处。后囟较前囟小，呈三角形，生后 3~6 个月即闭合。患佝偻病和脑积水时前、后囟均闭合较晚。

13. **枕外隆凸（externa occipitalis protuberantia）** 是位于枕骨外面正中向后的最突出的隆起，与枕骨内面的窦汇相对应。枕外隆凸的下方有枕骨导血管，颅内压增高时此导血管常扩张。施行颅后窝开颅术若沿枕外隆凸做正中切口时，注意勿伤及导血管和窦汇，以免导致大出血。

14. **上项线（superior nuchae lineae）** 为枕外隆凸向两侧延伸至乳突的骨嵴，内面与横窦平齐。

（二）体表投影

为了判定脑膜中动脉和大脑半球背外侧面主要沟、回的位置及其体表投影，可先确定以下 6 条标志线：①下水平线：通过眶下缘与外耳门上缘的线；②上水平线：经过眶上缘，与下水平线平行的线；③矢状线：是从鼻根沿颅顶正中线到枕外隆凸的弧线；④前垂直线：通过颧弓中点的垂线；⑤中垂直线：经髁突中点的垂线；⑥后垂直线：经过乳突基底后部的垂线。这些垂直线向上延伸，与矢状线相交。

1. **脑膜中动脉的投影** 本干经过前垂直线与下水平线交点；前支通过前垂直线与上水平线的交点；后支则经过后垂直线与上水平线的交点。脑膜中动脉的分支状况，时有变异。

2. **中央沟的投影** 在前垂直线和上水平线交点与后垂直线和矢状线交点的连线上，介于后垂直线与中垂直线间的一段。

3. **中央前、后回的投影** 分别位于中央沟投影线前、后各 1.5cm 宽的范围内。

4. **运动性语言中枢的投影** 通常位于左侧大脑半球额下回后部的运动性语言中枢，其投影区在前垂直线与上水平线相交点稍上方。

5. **外侧沟的投影** 其后支位于等分上水平线与中央沟投影线夹角的斜线上。

6. **大脑下缘的投影** 为鼻根中点上方 1.25cm 处开始向外，沿眶上缘向后，经颧弓上缘、外耳门上缘至枕外隆凸的连线。

第2节 面　部

面部可划分为眶区、鼻区、口区和面侧区，后者又可分为颊区、腮腺咬肌区和面侧深区。

一、面部浅层结构

（一）皮肤与浅筋膜

面部皮肤薄而柔软，富有弹性。移动性视其与深部组织连接的松紧情况而定，睑部连接疏松，鼻尖部连接紧密。面部皮肤含有较多的皮脂腺、汗腺和毛囊，是皮脂腺囊肿和疖肿的好发部位。面部皮肤表面有不同走向的皮纹，故面部皮肤切口方向应尽可能与皮纹一致。浅筋膜由脂肪组织等构成．其中在颊肌表面及其与咬肌之间的脂肪团块，称颊脂体。睑部皮肤最薄，皮下浅筋膜组织疏松，一般不含脂肪，易出现水肿。浅筋膜内有神经、血管和腮腺管等穿行。由于血供丰富，故面部皮肤创口愈合快，抗感染力也较强，但创伤时出血较多。

★面静脉与颅内的海绵窦借多条途径相交通，因此面部感染有向颅内扩散的可能，尤其是口裂以上两侧口角至鼻根的三角形区域，感染向颅内扩散的可能性更大，被称为"危险三角区"。面部的小动脉有丰富的内脏神经分布，反应灵敏，当情绪激动或患某些疾病时，面部的色泽也随之变化。

（二）面肌

面肌，属于皮肌，薄而纤细，起自颅骨或筋膜，止于皮肤，主要围绕在睑裂、裂、鼻和耳的周围，有缩小或开大孔裂的作用，且收缩时可牵动皮肤，使面部呈现各种表情，故又称表情肌。面肌由面神经支配，面神经受损时，可引起面瘫。

（三）血管、淋巴引流及神经

★**1. 血管**　分布于面部浅层的主要动脉为面动脉，有同名静脉伴行。

（1）面动脉（facial artery）　于颈动脉三角内起自颈外动脉，穿经下颌下三角，在咬肌止点前缘处绕过下颌体下缘转至面部。经口角和鼻翼外侧至内眦，改称内眦动脉。在下颌下缘与咬肌前缘相交处可以触及面动脉的搏动，面浅部出血，可压迫此处止血。面动脉的分主要有颏下动脉、下唇动脉、上唇动脉和鼻外侧动脉等。

（2）面静脉（facial vein）　起自内眦静脉，伴行于面动脉的后方，位置较浅，迂曲不明显，向外下越下颌体下缘下颌角下方，与下颌后静脉的前支汇合，穿颈深筋膜浅层，于舌骨大角高度注入颈内静。面静脉可经眼静脉与海绵窦交通，也可通过面深静脉、翼静脉丛等与海绵窦交通。口角平面以上的一段面静脉通常无静脉瓣，面肌收缩可促使血液逆行进入颅腔。

2. 淋巴引流　面部浅层的淋巴管非常丰富，吻合成网。这些淋巴管通常注入下颌下淋巴结和颏下淋巴结。

3. 神经　分布于面部的感觉神经来自三叉神经，面肌活动的是面神经支配。

★（1）三叉神经（trigeminal nerve）　为混合神经，发出眼神经、上颌神经和下颌神经三大分支。

①眶上神经（supraorbital nerve）为眼神经的分支，与同名血管伴行。由眶上切迹或孔穿出至皮下，分布于额部皮肤。

②眶下神经（infraorbital nerve 为）上颌神经的分支，与同名血管伴行，在提上唇肌的深面下行，分为数支，分布于下睑、鼻翼及上唇的皮肤和黏膜。

③颏神经（mental nerve）为下颌神经的分支，与同名血管伴行，出颏孔，在降口角肌深面为数支，分布于颏部、下唇的皮肤和黏膜。

三叉神经 3 个支在面部的分布以眼裂和口裂为界，眼裂以上为眼神经分支分布，口裂以下为下颌神经分支分布，两者之间为上颌神经分支分布。

★（2）面神经（facial nerve）　由茎乳孔出颅，向前穿入腮腺，先分为上、下两干，再各分为支并相互交织成丛，最后呈扇形分为五组分支，支配面肌。

①颞支　有 1~2 支，多为 2 支，经下颌骨髁突浅面或前缘，距耳屏前 1~1.5cm 处出腮腺上缘，越颧弓后段浅面，行向前上，支配额肌和眼轮匝肌上份。若该支损伤，同侧额纹消失。

②颧支　多为 2~3 支，经腮腺上前缘穿出，支配颧肌、眼轮匝肌下部及上唇肌。颧支与颞支共同管理眼睑闭合，对保护眼球起重要作用。在做翼点入路开颅时，切口应尽量靠近耳屏，分离浅筋膜时，注意不要损伤面神经的颞支和颧支，以免引起术侧不能皱额。

③颊支　多为 3~5 支，经腮腺前缘穿出，分别位于腮腺导管上方和下方，平行向口角，支配颊肌和口裂周围诸肌。颊支损伤，可出现鼻唇沟变浅。

④下颌缘支　多为 1~3 支，从腮腺下端穿出后，行于颈肌深面，越过面动、静脉的浅面，支配下唇诸肌及颏肌。

⑤颈支　多为 1~2 支，由腮腺下端穿出，在下颌角附近至颈部，行于颈阔肌深面，并支配该肌。

◀ 二、面侧区

面侧区位于颧弓、鼻唇沟、下颌骨下缘与胸锁乳突肌上份前缘之间的区域，包括颊区、腮腺咬骨区的面侧深区。

（一）腮腺咬肌区

此区主要结构为腮腺、咬肌以及有关的血管、神经等。

1. 腮腺（parotid gland）　略呈锥体形，底向外侧，尖向内侧突向咽旁，可分为浅、深两部，通常以下颌支后缘或穿过腮腺的面神经丛平面为界。

（1）腮腺的位置与毗邻：腮腺位于面侧区，上缘邻接颧弓、外耳道和颞下颌关节；下缘平下颌角；前邻咬肌、下颌支和翼内肌的后缘；后邻乳突前缘及胸锁乳肌上部的前缘。深部位于下颌后窝内及下颌支的深面。

（2）腮腺咬肌筋膜　为颈深筋膜浅层向上的延续，在腮腺后缘分为浅、深两层，包绕腮腺成腮腺鞘，两层在腮腺前缘处融合，覆盖于咬肌表面，称为咬肌筋膜。

腮腺鞘与腮腺结合紧密，并发出间隔，伸入腺实质内，将腮腺分隔为许多小叶。由于腮腺有致密的筋膜包裹，炎症时常引起剧痛。腮腺鞘的浅层致密，而深层薄弱且不完整，腮腺化脓时，脓肿不易从浅层穿出，而穿入深层，形成咽旁脓肿或穿向颈部。因化脓性腮腺炎为多数小叶性脓肿，在切开排脓时，应注意引流每一个脓腔。

（3）腮腺管（parotid duct）　由腮腺浅部的前缘发出，在颧弓下约 1.5cm 处，向前行越过咬肌表面，至咬肌前缘呈直角转向内侧，穿颊肌，在颊黏膜下潜行一段距离，然后开口于与上颌第二磨牙相对处颊黏膜上的腮腺乳头。临床可经此乳头插管，进行腮腺造影。用力咬合时，在咬肌前缘处可以触摸到腮腺管。腮腺管的体表投影相当于自鼻翼与口角间的中点至耳屏间切迹连线的中 1/3 段。

（4）腮腺淋巴结（parotid lymph nodes）　位于腮腺表面和腺实质内。浅淋巴结引流耳廓、颅顶前部和面上部的淋巴，深淋巴结收集外耳道、中耳、鼻、腭和颊深部的淋巴，然后注入颈外侧淋巴结。

★**2. 面神经与腮腺的关系**　面神经在颅外的行程中，因穿经腮腺而分为 3 段：

（1）第 1 段　是面神经干从茎乳孔穿出至进入腮腺以前的一段，位于乳突与外耳道之间的切迹内。此段长 1~1.5cm，向前经过茎突根部的浅面进入腮腺，此段虽被腮腺所覆盖，但尚未进入腮腺实质内，故显露面神经主干可在此处进行。

（2）第 2 段　为腮腺内段。面神经主干于腮腺后内侧面进入腮腺，在腮腺内通常分为上干和下干，再发出分支，彼此交织成丛，最后形成颞支、颧支、颊支、下颌缘支、颈支 5 组分支。面神经干位于下颌后静脉和颈外动脉的浅面。正常情况下，面神经外膜与腮腺组织容易分离，但在病变时二者常紧密粘连，术中分离较为困难。腮腺切除术时应注意保护面神经，以免引起面瘫。

（3）第 3 段　为面神经穿出腮腺以后的部分。面神经的 5 组分支，分别由腮腺浅部的上缘、前缘和下端穿出，呈扇形分布，至各相应区域，支配面肌。

★ 3. 穿经腮腺的血管和神经　纵行的有颈外动脉、下颌后静脉、颞浅动脉、颞浅静脉和耳颞神经；横行的有上颌动脉、上颌静脉、面横动脉、面横静脉及面神经的分支。上述血管和神经由浅入深依次为：面神经及其分支、下颌后静脉、颈外动脉和耳颞神经。

（1）下颌后静脉（retromandibular vein）　颞浅静脉和上颌静脉与同名动脉伴行，穿入腮腺，汇合形成下颌后静脉。在颈外动脉的浅面下行，分为前、后两支穿出腮腺。前支与面静脉汇合，注入颈内静脉；后支与耳后静脉和枕静脉汇合形成颈外静脉。

（2）颈外动脉（external carotid artery）　由颈部上行，经二腹肌后腹和茎突舌骨肌深面上行，入下颌后窝，由深面穿入腮腺，行于下颌后静脉的后内侧，至下颌颈平面分为上颌动脉和颞浅动脉两个终支。上颌动脉经下颌颈内侧入颞下窝，颞浅动脉在腮腺深面发出面横动脉，然后越颧弓至颞区。

（3）耳颞神经（auriculotemporal nerve）　穿入腮腺鞘，在腮腺深面至颞区。当耳颞神经因腮腺肿胀或受肿瘤压迫时，可引起由颞区向颅顶部放射的剧痛。

4. 咬肌（masseter）　起自颧弓下缘及其深面，止于下颌支外侧面和咬肌粗隆。该肌的后上部为腮腺浅部所覆盖，表面覆以咬肌筋膜，浅面有面横动脉、面横静脉、腮腺管、面神经的颊支和下颌缘支横过。咬肌与颞肌、翼内肌、翼外肌共同组成咀嚼肌，它们作用于颞下颌关节，受三叉神经第三支的运动纤维支配。

★ 5. 颞下颌关节（temporomandibular joints）　又称下颌关节，是下颌骨的下颌头与颞骨的下颌窝及关节结节构成的联合关节。关节囊的前部较薄弱，故下颌关节易向前脱位。

颞下颌关节属于联动关节，可做上提、下降、后退和侧方运动。张口是下颌体下降并伴有下颌头和关节盘向前运动，如张口过大且关节囊过分松弛时，下颌头可滑至关节结节前方而不能退回关节窝，造成下颌关节脱位。手法复位时，必须先将下颌骨拉向下，超过关节结节，再将下颌头纳回下颌窝内。

（二）面侧深区

此区位于颅底下方，口腔及咽的外侧，其上部为颞窝。

1. 境界　面侧深区有底、顶和四壁，顶为蝶骨大翼的颞下面，底平下颌骨下缘，前壁为上颌骨体的后面，后壁为腮腺深部，外侧壁为下颌支，内侧壁为翼突外侧板和咽侧壁。

2. 内容　此区内有翼内、外肌及出入颅底的血管和神经通过。翼丛和上颌动脉位于下颌窝浅部，翼内肌、翼外肌、下颌神经及其分支位于深部。

★（1）翼内、外肌　翼内肌（medial pterygoid muscle）起自翼突窝，肌纤维斜向外下，止于下颌角内侧面的翼肌粗隆。翼外肌（lateral pterygoid muscle）有两头，上头起自蝶骨大翼的颞下面，下头起自翼突外侧板的外面，两束肌纤维均斜向外后方，止于下颌颈前面的翼肌凹。翼内、外侧两肌腹间及其周围的疏松结缔组织中，有血管与神经交错穿行。

★（2）翼丛（pterygoid plexus）位于翼内、外肌与颞肌之间。翼丛收纳与上颌动脉分支伴行的静脉，最后汇合成上颌静脉，回流至下颌后静脉。翼丛经过面部的深静脉与面静脉交通，并经卵圆孔网及破裂孔导血管与海绵窦交通，故口、鼻、咽等部的感染，可上述途径蔓延至颅内。

（3）上颌动脉（maxillary artery） 平下颌颈高度起自颈外动脉，经下颌颈的深面入颞下窝，经翼外肌的浅面或深面、经翼上颌裂入翼腭窝。上颌动脉以翼外肌为标志可分3段。

①第1段 位于下颌颈深面，自起始处至翼外肌下缘。其主要分支有下牙槽动脉和脑膜中动脉。

②第2段 位于翼外肌的浅面（少数在深面），为最长的一段。分支至咀嚼肌和颊肌及颊黏膜。

③第3段 经翼外肌两头间进入翼腭窝，为上颌动脉的末段。主要分支有上牙槽后动脉和眶下动脉经。

（4）下颌神经（mandibular nerve） 是三叉神经最大的分支，自卵圆孔出颅进入下颌窝，位于翼外肌深面。下颌神经发出咀嚼肌神经支配咀嚼肌外，还发出下述4条神经。

①颊神经（buccal nerve） 经翼外肌两头之间穿出，沿下颌支前缘的内侧下行至咬肌前缘，穿颊肌、颊脂体。分布于颊黏膜、颊侧牙龈及颊部和口角的皮肤。

②耳颞神经 (auriculotemporal nerve) 以两根起自下颌神经，环绕脑膜中动脉，然后又合成一干，沿翼外肌深面，绕下颌颈的内侧至下颌后窝，穿入腮腺鞘，于腮腺上缘处穿出，分布于外耳道、耳廓及颞区的皮肤。

★③舌神经 (lingual nerve) 在翼外肌深面与面神经发出的鼓索汇合，行于下颌支与翼内肌之间，向前下弓形越过下颌下腺的上方，再沿舌骨舌肌的浅面前行至口底，分布于下颌舌侧牙、下颌下腺、舌下腺、舌前2/3及口底的黏膜。

④下牙槽神经（inferior alveolar nerve） 位于舌神经的后方，与同名血管伴行，于翼内肌外下行，经下颌孔入下颌管，前行至颏孔，发支分布于下颌骨及下颌诸牙。出颏孔后称颏神经，分布于颏区皮肤。下牙槽神经中的运动纤维在下牙槽神经进入下颌孔前离开该神经，组成颌舌骨肌神经至下颌舌骨肌和二腹肌前腹。

◀ 三、面部的间隙

面部的间隙位于颅底与上、下颌骨之间，是散在于筋膜间、筋膜与肌肉间、肌肉与骨膜之间的潜在间隙，彼此相通。间隙内充满疏松结缔组织，感染可沿间隙扩散，由近及远波及一个或数个间隙。

（一）咬肌间隙

咬肌间隙（masseter space）位于咬肌与下颌支之间的狭隙。咬肌的血管、神经通过下颌切迹入此隙，从深面进入咬肌。咬肌间隙下部前邻下颌第三磨牙，后为腮腺。许多牙源性感染如第三磨牙冠周炎、牙槽脓肿和下颌骨骨髓炎等均有可能扩散至此间隙。

（二）翼下颌间隙

翼下颌间隙（pterygomandibular space） 位于下颌支与翼内肌之间，与咬肌间隙仅隔下颌，两间隙经下颌切迹相通。前邻颊肌，后为腮腺。此间隙内有舌神经、下牙槽神经和下牙槽动、静脉通过。下牙槽神经阻滞麻醉就是把药液注射于此间隙内，牙源性感染常累及此隙。

（三）舌下间隙

舌下间隙（sublingual space） 位于下颌体的内侧，上界为口底黏膜，下界为下颌舌骨肌和舌骨舌肌，前外侧为下颌舌骨肌起点以上的下颌骨体内侧面骨壁，后界止于舌根。间隙内有舌下腺、下颌下腺的深部及腺管、下颌下神经节、舌神经、舌下神经和舌下血管等。舌下间隙向后在下颌舌骨肌后缘处与下颌下间隙相交通，向后上通翼下颌间隙，向前与对侧舌下间隙相交通。

第3节 颅 部

颅部由颅顶、颅底和颅腔三部分组成。颅顶又分为额顶枕区和颞区，由颅顶软组织和其深面的颅盖骨等构成；颅底有内、外面之分，有许多重要的孔道，是神经和血管出入颅的部位。

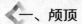一、颅顶

（一）额顶枕区

1. **境界** 前为眶上缘，后为枕外隆凸及上项线，两侧借上颞线与颞区分界。

★2. **层次** 覆盖于此区的软组织，由浅入深可分为5层，依次为：皮肤、浅筋膜（皮下组织）、帽状腱膜及枕额肌、腱膜下疏松结缔组织和颅骨外膜。其中，浅部3层紧密结合，不易分离，常被合称为"头皮"。

（1）皮肤 厚而致密，特点一是含有大量的毛囊、汗腺、皮脂腺，为疖肿和皮脂腺囊肿的好发部位；二是有丰富的血管，外伤易致出血，但创口愈合较快。

（2）浅筋膜 由致密结缔组织和脂肪组织构成，致密结缔组织形成许多纵向走行的纤维隔，使皮肤和帽状腱膜紧密相连，将脂肪分隔成无数小格，内有血管和神经穿行。此层感染时，炎症渗出物不易扩散，早期即可压迫神经末梢引起剧痛。小格内的血管壁多被周围结缔组织紧密固定，创伤后血管断端不易回缩闭合，故出血较多，常需压迫或缝合止血。

头皮的血管和神经主要位于此层内，且多相伴呈辐辏状的走行，按其位置和分布，可分为前、后、外3组：前组有滑车上动、静脉和滑车上神经，眶上动、静脉和眶上神经。分布于额、顶区软组织；后组有枕动、静脉和枕大神经等，分布于枕区；外侧组包括耳前和耳后两组，来源于颞区。

★颅顶血管和神经的行径和分布特点，具有重要的临床意义：①由于颅顶的神经分布互相重叠，故在局部麻醉时，如仅阻滞一支神经，常得不到满意效果，而需扩大神经阻滞的范围；②因颅顶的动脉来源于颈内、外动脉，其分支之间存在着广泛的吻合，所以，头皮大面积撕裂，也不易缺血坏死；③由于血管和神经从颅周围向颅顶走行，因开颅手术而作皮瓣时，皮瓣的蒂应在下方，以保留蒂内血管和神经的主干，有利于皮瓣的成活及保留感觉功能。

★（3）帽状腱膜（epicranial aponeurosis） 前连枕额肌的额腹，后连枕腹，两侧至颞区逐渐变薄，与颞浅筋膜相续。整个帽状腱膜都很厚实坚韧，并与浅层的皮肤和浅筋膜紧密相连。头皮裂伤如伴有帽状腱膜横向断裂时，由于枕额肌的收缩，则伤口裂开较大，缝合头皮时，应将腱膜仔细缝合，以减少皮肤张力，有利于止血和创口的愈合。开颅术后因脑水肿和颅压高等行硬膜不缝合减压时，更应密缝帽状腱膜层，以免伤口感染及脑脊液外漏。

（4）腱膜下疏松结缔组织 又称腱膜下间隙，是一层疏松结缔组织，头皮借此层与颅骨外膜疏松结合，头皮撕脱伤多自此层分离。此隙范围较广，移动性较大，开颅时可经此间隙将皮瓣游离后翻起；若此层内积血或积脓时，可广泛蔓延至全颅顶。此间隙内有静脉网，借导静脉与颅骨的板障静脉和颅内的硬脑膜静脉窦相通。若发生感染，可继发颅骨骨髓炎或颅腔感染，临床上常称此层为颅顶部的"危险区"。在此层置入头皮扩张器，扩张其浅面的有发头皮来修复秃发区，是当今治疗秃发最有效的美容方法之一。

（5）颅骨外膜 由致密结缔组织构成，借少量疏松结缔组织与颅骨表面相连，容易剥离。

在骨缝处则与缝韧带结合紧密，不易分开。骨膜下感染或血肿，常局限于一块颅骨的范围。

（二）颞区

1. 境界　位于颅顶的两侧，界于上颞线与颧弓上缘之间。

2. 层次　此区的软组织，由浅入深依次为皮肤、浅筋膜、颞筋膜、颞肌和颅骨外膜。

（1）皮肤　前部较薄，移动性较大，后部较厚。

（2）浅筋膜　含脂肪组织较少，其内的血管和神经可分为耳前和耳后两组。耳前组有颞浅动、静脉和耳颞神经，分布于颞区和额顶区；耳后组有耳后动、静脉和枕小神经，主要分布于耳后和枕外侧部。

（3）颞筋膜（temporal fascia）　较致密，向下分为浅、深两层，浅层附着于颧弓上缘的外面，深层附着于颧弓上缘的内面，浅、深两层之间有脂肪组织和颞中血管。

★（4）颞肌（temporalis）　呈扇形，起自颞窝和颞筋膜深面，肌束经颧弓深面，止于下颌骨的冠突。经颞区开颅术切除部分颞骨鳞部后，颞肌及其深面的颞筋膜足以保护脑膜和脑，故颞区为开颅术常采用的入颅部位。颞肌深部有颞深血管和神经上行进入该肌。

（5）骨膜（periosteum）　较薄，紧贴于颞骨表面。骨膜与颞肌之间含有大量脂肪组织，称颞筋膜下疏松结缔组织，向下经颧弓深面与颞下间隙相通，向前则与面部的颊脂体相连续。因此，颞筋膜下疏松结缔组织间隙中有出血或炎症时，可向下蔓延至面部，形成面深部的血肿或脓肿，而面部炎症，如牙源性感染也可蔓延到颞筋膜下疏松结缔组织中。

（三）颅顶骨

颅顶骨在胚胎发育时期是膜内化骨，出生时尚未完全骨化，因此，在某些部位仍保留膜性结构，如前囟和后囟等处。颅顶各骨均属扁骨。前方为额骨，后方为枕骨。在额、枕骨之间是左、右顶骨。两侧前方小部分为蝶骨大翼，后方大部分为颞骨鳞部。颅顶各骨之间以颅缝相接合，发生颅内压增高时，在小儿，骨缝可稍分离。

成人颅顶骨的厚度约为0.5cm，最厚的部位可达1cm，颞区最薄，仅0.2cm。由于颅顶骨各部厚度不一，故开颅钻孔时应予注意。

颅顶骨呈圆顶状，并有一定的弹性。受外力打击时常集中于一点，成人骨折线多以受力点为中心向四周放射，而小儿颅顶骨弹性较大，故外伤后常发生凹陷性骨折。

◀ 二、颅底内面

颅底有许多重要孔道，是神经、血管出入颅的部位。颅底有内、外之分，内面分为颅前窝、颅中窝和颅后窝3部分。

★颅底结构的特点：①颅底各部骨质厚薄不一，由前向后逐渐增厚。②颅底的孔、裂、管是神经、血管进出的通道，而某些骨内部又形成空腔性结构。③颅底与颅外的一些结构不但关系密切，而且紧密连接。④颅底骨与脑膜紧密愈着。

（一）颅前窝

颅前窝（anterior cranial fossa）　容纳大脑半球额叶，正中部凹陷，由筛骨筛板构成鼻腔顶，筛板上有许多筛孔；前外侧部形成额窦和眶的顶部。颅前窝骨折伤及筛板时，常伴有脑膜和鼻腔顶部黏膜撕裂以及嗅神经受损，引起鼻衄、脑脊液外漏等，导致嗅觉障碍；骨折线经过额骨眶板时，可见结膜下出血的典型症状。

（二）颅中窝

颅中窝（middle cranial fossa）　呈蝶形，可区分为较小的中央部（鞍区）和两个较大而凹陷的外侧部。

1. **蝶鞍区**　位于蝶骨体上面，为蝶鞍及其周围区域。主要结构有垂体、垂体窝和两侧的海绵窦等。

（1）蝶鞍（sella）包括前床突、交叉前沟、鞍结节、垂体窝、鞍背和后床突。蝶鞍的形态与颅形及蝶窦的发育有关。蝶鞍的形态可发生变异。

（2）垂体（hypophysis）　垂体位于蝶鞍中央的垂体窝内，借漏斗和垂体柄穿过鞍膈与第三脑室底的灰结节相连。垂体肿瘤可突入第三脑室，发生脑脊液循环障碍，引起颅内压增高。

★（3）垂体窝（hypophyseal fossa）前外侧界为视神经管，后方为鞍背，两侧为海绵窦，顶为鞍膈，鞍膈的前上方有视交叉和视神经，底与蝶窦相邻。垂体前叶的肿瘤可将鞍膈的前部推向上方，压迫视交叉，出现视野缺损。向下生长可侵及蝶窦；若向两侧扩展，可压迫海绵窦，发生海绵窦淤血及脑神经受损症状。在垂体肿瘤切除术中，要注意避免损伤视神经、视交叉、海绵窦和颈内动脉等。统计表明，垂体肿瘤（特别是微腺瘤）的发病率占颅骨肿瘤的第三位，垂体高度测量是临床诊断微腺瘤的主要方法之一。

（4）海绵窦（cavernous sinu）位于蝶鞍和垂体的两侧，前达眶上内侧部，后至颞骨岩部的尖端，为一对重要的硬脑膜窦。窦内有许多结缔组织小梁，将窦腔分隔成许多相互交通的小隙。窦中血流缓慢，感染时易形成栓塞。

★海绵窦外侧壁内，自上而下排列有动眼神经、滑车神经、眼神经和上颌神经。内侧壁上部与垂体相邻，上壁向内侧与鞍膈相移行，下壁与蝶窦相邻，窦的前端与眼静脉、翼丛、面静脉和鼻腔静脉相交通，面部化脓性感染可经上述通道扩散至海绵窦。显示海绵窦的最佳断面是冠状断面，如影像学上出现海绵窦大小不对称，形状不对称等征象，应考虑为异常海绵窦。

★（5）基底动脉环　又称 Willis 环，是颅底最大的动脉吻合环，连合了颈内动脉和椎-基底动脉系统，位于蝶鞍上方脚间池深部的蛛网膜下隙内，环绕视交叉、漏斗以及脚间窝的其他结构。通过前交通动脉连接两侧大脑前动脉，后交通动脉把颈内动脉与椎-基底动脉相连。基底动脉环是调节两侧颈内动脉系与椎-基底动脉系血流的重要结构，如果某支血管阻塞，可改变血流方向通过此动脉环供应相应脑区。形成动脉环的血管在类型和管径上均存在较大的个体差异。

2. **颅中窝外侧部**　容纳大脑半球颞叶。眶上裂内有动眼神经、滑车神经、眼神经、展神经及眼上静脉等穿行。在颈动脉沟外侧，由前内向后外依次有圆孔、卵圆孔和棘孔，分别有上颌神经、下颌神经及脑膜中动脉通过。脑膜中动脉前支在经过翼点附近，此处骨质较薄，受到外力打击时容易受损而出血。在弓隆起外侧为鼓室盖，由薄层骨质构成，分隔鼓室与颞叶及脑膜。颞骨岩尖处的浅窝为三叉神经压迹，是三叉神经节所在部位。蝶鞍两侧的浅沟为颈动脉沟，沟的后端有由颞骨尖和蝶骨体围成的破裂孔，该孔续于颈动脉管内口，颈内动脉经此入颅。

颅中窝由于有多个孔、裂和腔的存在，为颅底骨折的好发部位，多发于蝶骨中部和颞骨岩部。蝶骨中部骨折时，常同时伤及脑膜和蝶窦黏膜而使蝶窦与蛛网膜下隙相通，血性脑脊液可经鼻腔流出；如伤及颈内动脉和海绵窦，可形成动静脉瘘，而引起眼静脉淤血，并伴有搏动性突眼症状；如累及穿过海绵窦内和窦壁的神经，则出现眼球运动障碍和三叉神经刺激症状。岩部骨折侵及鼓室盖且伴有鼓膜撕裂时，血性脑脊液可经外耳道溢出，穿经岩部内的面神经和前庭蜗神经亦可能受累。

（三）颅后窝

颅后窝（posterior cranial fossa）由颞骨岩部后面和枕骨内面组成。在 3 个颅窝中最深，面积最大，容纳小脑、脑桥和延髓。窝底的中央有枕骨大孔，为颅腔与椎管相接处，延髓经此孔与脊髓连接，并有副神经的脊髓根、椎动脉和椎内静脉丛通过。颅内的 3 层脑膜在枕骨大孔处与脊髓被膜相移行，但硬脊膜在枕骨大孔边缘与枕骨紧密愈着，故硬膜外隙与硬脑膜外腔互不相通。枕骨大孔的前方为斜坡，后方有枕内隆凸。

颞骨岩部的中份的内耳门。内耳道位于颞骨岩部内，从内耳门开始向前外，至内耳道底。其内有面神经、前庭窝神经和迷路动、静脉通过，在硬膜外经岩骨入路中，保护内耳道的硬膜完整，是防止面、听神经损伤的关键。

颅后窝骨折时，由于出血和渗漏的脑脊液无排出通道，易被忽视，而更具危险性。当小脑或脑干受累时，可出现相应的症状，骨折后数日，乳突部皮下出现瘀斑。

颅后窝脑组织的血供主要来源于椎动脉及其分支。

★ 小脑幕（tentorium of cerebella） 是一个由硬脑膜形成的宽阔半月襞，介于大脑半球枕叶与小脑之间，并构成颅后窝的顶。小脑幕圆凸的后外侧缘附着于横窦沟及颞骨岩部的上缘，其凹陷的前缘游离，向前延伸附着于前床突，形成的弧形切迹，即小脑幕切迹。小脑幕切迹与鞍背共同形成一个圆形的孔，环绕中脑。

小脑幕切迹上方与大脑颞叶的海马旁回钩紧邻。当幕上的颅内压增高时，海马旁回钩被推至幕切迹的下方，形成小脑幕切迹疝，使脑干和动眼神经受压，出现同侧瞳孔扩大和瞳孔对光反射消失，对侧肢体轻瘫等体征。

枕骨大孔的后上方邻近小脑半球下面内侧部的小脑扁桃体，颅骨压增高时，小脑扁桃体因受挤压而嵌入枕骨大孔时，则形成枕骨大孔疝，压迫延髓的呼吸中枢和心血管中枢，将危及患者的生命。

（四）脑的静脉

脑的静脉通过复杂的深部和浅表静脉系统回流，其特点是脑静脉没有静脉瓣，血液流向复杂，同时脑静脉的管壁缺少肌组织，因而很薄，它们穿过蛛网膜和硬脑膜的内侧面，进入硬脑膜静脉窦。颅内外静脉主要通过下列 3 条途径相交通。①通过面部静脉与翼丛交通。②通过导静脉交通。③通过板障静脉交通。

第4节　临床病例分析参考答案

病例 1-1

问题（1）参考答案：①头皮的血液供应丰富。②颅顶的动脉有广泛吻合，不但左右两侧互相吻合，而且颈内动脉系统和颈外动脉系统也互相联系。③头皮浅筋膜内的血管，多被周围结缔组织固定，创伤时血管断端不易自行收缩闭合。

问题（2）参考答案：①可以减少皮肤张力（额枕肌的牵拉），有利于伤口愈合。②压迫浅筋膜内的血管，有利于止血。

问题（3）参考答案：①若头皮深部出血，易广泛蔓延，形成较大血肿，至鼻根及上睑皮下。②若头皮深部发生感染，感染可经导静脉与颅骨的板障静脉及颅内的硬脑膜静脉窦相通，继发颅骨骨髓炎或向颅内扩散。

病例 1-2

问题（1）参考答案：最有可能是颧骨骨折。

问题（2）参考答案：也可能是上颌骨或额骨骨折（构成眼眶的颅骨）。

问题（3）参考答案：上颊部最常发生颧骨骨折。

问题（4）参考答案：患者有复视及眼眶周围出现肿块和瘀斑提示眼眶可能受损。

病例 1-3

问题（1）参考答案：提示有颅骨骨折并可能有脑部损伤（颅内高压、大脑皮质挫伤等）。

问题（2）参考答案：从鼻腔滴出的液体是脑脊液。来自硬脑膜外隙，经筛板（骨折）处外漏。

病例 1-4

问题（1）参考答案：面部危险三角区是指口裂以上两侧口角至鼻根的三角形区域。

问题（2）参考答案：面部感染至颅内的可能途径是由面静脉到内眦静脉，经眼上或眼下静脉至海绵窦。

问题（3）参考答案：如海绵窦感染，可出现海绵窦综合征，表现为动眼神经、滑车神经、眼神经和上颌神经麻痹与神经痛，结膜充血以及水肿等症状。

病例 1-5

问题（1）参考答案：此肿瘤将转移至颈部（通过淋巴转移至颈外侧淋巴结）。

问题（2）参考答案：肿瘤压迫了面神经，引起面瘫，导致面部无力且吹口哨困难。

问题（3）参考答案：如肿瘤细胞没侵犯面神经，则解除肿瘤压迫后可恢复；但如果肿瘤长期压迫或肿瘤细胞侵犯致面神经受损，则是不可复性面瘫。

病例 1-6

问题（1）参考答案：受三叉神经支配。

问题（2）参考答案：三叉神经 3 分支分别由眶下裂（眼神经）、圆孔（上颌神经）和卵圆孔（下颌神经）出颅。

问题（3）参考答案：三叉神经 3 个分支在面部的分布以眼裂和口裂为界，眼裂以上为眼神经分支分布，口裂以下为下颌神经的分支分布，两者之间为上颌神经的分支分布。

病例 1-7

问题（1）参考答案：面神经损伤会导致患者出现上述体征。

问题（2）参考答案：因面神经颞支和颧支受损至眼轮匝肌麻痹。

问题（3）参考答案：因舌前 2/3 的味觉是由面神经的鼓索支配。

问题（4）参考答案：不是，大多数病例病毒感染，是可以恢复的。

问题（5）参考答案：因有味觉改变，所以神经损伤的部位可能是面神经穿出茎乳孔之前，面神经管内。

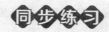

同步练习

一、选择题

1. 颅骨

    A. 是长骨　　　　　　　　B. 全部骨都是成对的　　　　　C. 颅前窝底由枕骨和颞骨构成

    D. 额骨不成对　　　　　　E. 有 12 块

2. 枕骨大孔通过

    A. 舌下神经　　　　　　　B. 脑桥　　　　　　　　　　　C. 舌咽神经

    D. 椎动脉　　　　　　　　E. 迷走神经

3. 蝶骨大翼

    A. 构成颅前窝底的一部分　　B. 是框上裂的上界　　　　　　C. 为鼻腔外侧壁的一部分

    D. 含有通过上颌神经和下颌神经的两个孔　　E. 有视神经孔

4. 止于下颌骨冠突的肌是

    A. 翼内肌　　　　　　　　B. 翼外肌　　　　　　　　　　C. 颞肌

    D. 咬肌　　　　　　　　　E. 二腹肌后腹

5. 头皮的帽状腱膜

    A. 是颅顶部软组织的第 4 层   B. 是颅顶部软组织的第 2 层   C. 该层疏松，内有导血管

    D. 是枕、额肌之间的腱膜   E. 以上都不对

6. 额顶枕区的血管和神经位于

    A. 额、枕肌的深面   B. 帽状腱膜的深面   C. 腱膜下疏松结缔组织内

    D. 浅筋膜内   E. 颅骨外膜表面

7. 头皮

    A. 由 4 层组成   B. 头皮外伤出血容易止血

    C. 由皮肤、皮下组织和帽状腱膜构成   D. 皮下组织结构疏松

    E. 无上述情况

8. 与枕动脉伴行并分布于枕区头皮的神经是

    A. 枕小神经   B. 枕下神经   C. 第 3 颈神经

    D. 枕大神经   E. 无上述情况

9. 先后经海绵窦和眶上裂，支配眼球外肌的是

    A. Ⅲ、Ⅳ、Ⅴ   B. Ⅲ、Ⅳ、Ⅵ   C. Ⅲ、Ⅴ、Ⅵ

    D. Ⅳ、Ⅴ、Ⅵ   E. 无上述情况

10. 穿海绵窦外侧壁的神经，从上向下依次为

    A. Ⅲ、Ⅳ、Ⅴ、Ⅵ   B. Ⅲ、Ⅳ、Ⅵ、Ⅴ   C. Ⅲ、Ⅳ、眼神经和上颌神经

    D. Ⅲ及眼神经和上颌神经   E. 眼神经、上颌神经及Ⅳ

二、名词解释

1. 翼点 2. 帽状腱膜 3. 面部"危险三角" 4. 翼丛

三、问答题

1. 海绵窦的位置、毗邻结构和交通关系？

2. 腮腺位置、穿行结构及腮腺管的走行及开口部位？

3. 试述 Willis 环的位置、构成及作用。

参考答案

一、选择题

1.D 2.D 3.A 4.B 5.C 4.C 5.D 6.D 7.C 8.D 9.B 10.C

二、名词解释

1. 答：翼点：为额、顶、颞、蝶四骨汇合之处，位于颧弓中点上方约二横指（约 3.8cm）处，多呈"H"形。翼点是颅骨的薄弱部分，其内面有脑膜中动脉前支通过，此处受暴力打击时，易发生骨折，并常伴有上述动脉的断裂出血，形成硬膜外血肿。

2. 答：帽状腱膜：前连枕额肌的额腹，后连枕腹，两侧至颞区逐渐变薄，与颞浅筋膜相续。整个帽状腱膜都很厚实坚韧，并与浅层的皮肤和浅筋膜紧密相连。

3. 答：面部"危险三角"：面静脉与颅内的海绵窦借多条途径相交通，因此面部感染有向颅内扩散的可能，尤其是口裂以上两侧口角至鼻根的三角形区域，感染向颅内扩散的可能性更大，被称为"危险三角区"

4. 答：翼丛：位于翼内、外肌与颞肌之间。翼丛收纳与上颌动脉分支伴行的静脉，最后汇合成上颌静脉，回流至下颌后静脉。

三、问答题

1. 答：海绵窦位于蝶鞍和垂体的两侧，前达眶上内侧部，后至颞骨岩部的尖端，为一对重要的硬脑膜窦。内侧壁上部与垂体相邻，上壁向内侧与鞍膈相移行，下壁与蝶窦相邻，窦的前端与眼静脉、翼丛、面静脉和鼻腔静脉相交通，面部化脓性感染可经上述通道扩散至海绵窦。

2. 答：腮腺位于面侧区，上达颧弓，下至下颌角；穿过腮腺纵行的有颈外动脉、下颌后静脉、颞浅动脉、颞浅静脉和耳颞神经；横行的有上颌动脉、上颌静脉、面横动脉、面横静脉及面神经的分支；腮腺管（parotid duct）由腮腺浅部的前缘发出，在颧弓下约 1.5cm 处，向前行越过咬肌表面，至咬肌前缘呈直角转向内侧，穿颊肌，在颊黏膜下潜行一段距离，然后开口于与上颌第二磨牙相对处颊黏膜上的腮腺乳头。

3. 答：基底动脉环又称 Willis 环，是颅底最大的动脉吻合环，连合了颈内动脉和椎 - 基底动脉系统，位于蝶鞍上方脚间池深部的蛛网膜下隙内，环绕视交叉、漏斗以及脚间窝的其他结构。通过前交通动脉连接两侧大脑前动脉，后交通动脉把颈内动脉与椎 - 基底动脉相连。基底动脉环是调节两侧颈内动脉系与椎 - 基底动脉系血流的重要结构，如果某支血管阻塞，可改变血流方向通过此动脉环供应相应脑区。

第2章 颈 部

学习目的

1. 掌握 颈部的境界和分区，颈部体表标志，颈部的浅层结构，下颌下三角的境界及内容，颈动脉三角的境界及内容，肌三角的境界及内容，胸锁乳突肌区及颈根部的解剖特点及斜角肌间隙的构成和内容，颈根部的解剖特点及斜角肌间隙的构成和内容，枕三角的境界及内容物。

2. 熟悉 颈部的体表投射，颏下三角的境界，锁骨上三角。

3. 了解 颈筋膜及筋膜间隙，颈部淋巴引流。

第1节 概 述

颈部位于头部、胸部和上肢之间，前方呼吸道和消化管的颈段；两侧有血管和神经；后部是脊柱的颈段。颈肌分颈浅肌群、舌骨上肌群、舌骨下肌群和颈深肌群。

一、境界与分区

（一）境界

上界：下颌骨下缘、下颌角、乳突尖、上项线和枕外隆凸的连线。

下界：胸骨颈静脉切迹、胸锁关节、锁骨上缘和肩峰至第7颈椎棘突的连线。

★（二）分区

颈部分固有颈部和项部。两侧斜方肌前缘和脊柱前方部分称为固有颈部，也即颈部。两侧斜方肌前缘之后和脊柱后方部分称为项部。

颈部分颈前区、颈外侧区和胸锁乳突肌区。颈前区又以舌骨为标志，分为舌骨上区和舌骨下区。前者包括颏下三角和左，右下颌三角；后者包括颈动脉三　角和肌三角。颈外侧区分枕三角和锁骨上三角。

二、表面解剖

（一）体表标志

1. **舌骨（hyoid bone）** 位于颏隆凸的后方，对第3、4颈椎之间的后方，舌骨体向两侧可及舌骨大角，是寻找舌动脉的标志。

★2. **甲状软骨（thyroid cartilage）** 甲状软骨上缘平第4颈椎高度。

★3. **环状软骨（cricoid cartilage）** 平第6颈椎横突，是喉与气管及咽与食管的分界，也可为计数气管环的标志。

★ 4. 颈动脉结节（carotid tubercle）　第6颈椎横突前，平环软骨弓，颈总动脉在此经过，压迫此处可阻断颈总动脉血流。

★ 5. 胸锁乳突肌（sternocleidomastoid）　后缘中份是颈部皮肤浸润麻醉的阻滞点。

6. 胸骨上窝（suprasternal fossa）　是位于胸骨颈静脉切迹上方的凹陷，可触及气管颈段。

7. 锁骨上大窝（greater supraclavicular fossa）　位于锁骨中上方，可触及锁骨下动脉、臂丛及第一肋。

（二）体表投影

1. 颈总动脉及颈外动脉（common carotid artery and external carotid artery）　从乳突尖与下颌角连线的中点，右侧至右胸锁关节，左侧至左锁骨上小窝的连线。

2. 锁骨下动脉（subclavian artery）　右侧从右胸锁关节、左侧从左锁骨上小窝向外上至锁骨上缘中点划一连弓形线，最高点距锁骨上缘约1cm。

3. 颈外静脉（external jugular vein）　从下颌角至锁骨中点的连线。是小儿静脉穿刺时常用部位。

4. 副神经（accessory nerve）　从乳突尖与下颌角连线的中点，经胸锁乳突后缘中上1/3交点，至斜方肌前缘中下1/3交点的连线。

★ 5. 臂丛（brachial plexus）　在胸锁乳突后缘中下1/3交点至锁骨中外1/3交点稍内侧的连线。在锁骨中点后方是臂丛阻滞麻醉的常用部位。

6. 颈丛（cervical plexus）　从胸锁乳突后缘中点出。

7. 胸膜顶及肺尖（cupula of pleura and apex of lung）　从胸腔突出胸廓上口至颈根部，最高点在锁骨内侧1/3段上方。

第2节　颈部层次结构

一、浅层结构

浅筋膜是含有脂肪的疏松结缔组织。在颈前外侧部脂肪层的深面，有一菲薄的皮肌颈阔肌（platysma），深面有浅静脉和浅神经。

（一）浅静脉

颈部浅静脉无动脉伴行，主要有如下两条。

1. 颈前静脉（anterior jugular vein）　沿颈前正中线两侧下行，至胸锁乳突肌下份前缘处，穿入胸骨上间隙。经该肌深面汇入颈外静脉或锁骨下静脉，少数汇入头臂静脉。左、右颈前静脉在胸骨上间隙内的吻合支，称颈静脉弓。颈前静脉有时仅一条，位居中线，称颈前正中静脉。

2. 颈外静脉（external jugular vein）　由下颌后静脉后支和耳后静脉，枕静脉等在下颌角附近汇合而成。沿胸锁乳突肌表面垂直下行；在锁骨上缘中点上方约2~5cm处穿深筋膜，汇入锁骨下静脉或静脉角。该静脉末端虽有一对瓣膜，但不能阻止血液逆流；当上腔静脉血回心受阻时，可致颈外静脉曲张。颈外静脉穿深筋膜处，两者彼此紧密愈着，当静脉壁受伤破裂时，管腔不易闭合，可致气体栓塞。

（二）神经

主要有颈丛皮支和面神经颈支分布。

★ 1. 颈丛皮支　从胸锁乳突肌后缘中点穿出。有枕小神经（lesser occipital nerve）、耳大神经（great auricular nerve）、颈横神经（transverse nerve of neck）和锁骨上神经（supraclavicular nerves）。

2. **面神经颈支（cervical branch of facial nerve）**　自腮腺下端穿出，入颈阔肌深面，行向前下方，支配颈阔肌运动。行腮腺手术时，可作为追踪面神经的标志。

二、颈筋膜及筋膜间隙

（一）颈筋膜

★颈筋膜（cervical fascia）即颈深筋膜，位于浅筋膜和颈阔肌的深面，围绕颈，项部诸肌和器官，并在血管和神经周围形成筋膜鞘及筋膜间隙. 颈筋膜可分为浅，中，深三层。

1. **浅层（封套筋膜）**　围绕整个颈部，向两侧包绕斜方肌和胸锁乳突肌，此筋膜在舌骨上部分为深浅两层，包裹二腹肌前腹和下颌下腺，在面后部，深浅两层包裹腮腺。在颈静脉切迹上方分为深浅两层，向下分别附着于颈静脉切迹的前、后缘。

2. **中层**　又称气管前筋膜（pretracheal fascia）或内脏筋膜。此筋膜位于舌骨下肌群深面，包裹着咽、食管颈部、喉、气管颈部、甲状腺和甲状旁腺等器官，并形成甲状腺鞘，在甲状腺与气管、食管上端邻接处，腺鞘后层增厚形成甲状腺悬韧带。前下部覆盖于气管者称为气管前筋膜；后上部覆盖颊肌、咽缩肌者称为颊咽筋膜（buccopharyngeal fascia）。气管前筋膜向上附于环状软骨弓、甲状软骨斜线及舌骨，向下经气管前方及两侧入胸腔与心包上部相续。

3. **深层**　又称椎前筋膜（prevertebral fascia）。位于颈深肌群浅面，向上附着于颅底，向下续于前纵韧带及胸内筋膜。两侧覆盖臂丛、颈交感干、膈神经、锁骨下动脉及锁骨下静脉。此筋膜向下外方，由斜角肌间隙开始，包裹锁骨下动、静脉及臂丛并向腋窝走行，形成腋鞘。

★4. **颈动脉鞘（carotid sheath）**　颈筋膜向两侧扩展包绕颈总动脉、颈内动脉、颈外动脉、颈内静脉和迷走神经形成的筋膜鞘。

（二）颈筋膜间隙

1. **胸骨上间隙（suprasternal space）**　颈深筋膜浅层在距胸骨柄上缘3~4cm处，分为深浅两层，向下分别附于胸骨柄前、后缘，两层之间为胸骨上间隙。内有颈静脉弓、颈前静脉下段、胸锁乳突肌胸骨头、淋巴结及脂肪组织等。

★2. **气管前间隙（pretracheal space）**　位于气管前筋膜与气管颈部之间。内有甲状腺最下动脉、甲状腺下静脉、甲状腺奇静脉丛、头臂干及左头臂静脉。小儿则有胸腺上部。

3. **咽后间隙（retropharyngeal space）**　位于椎前。筋膜与颊咽筋膜之间，其延伸至咽侧壁外侧的部分为咽旁间隙。

4. **椎前间隙（prevertebral space）**　位于脊柱颈部、颈深肌群与椎前筋膜之间。颈椎结核脓肿多积于此间隙，并向两侧至椎外侧区，经腋鞘扩散至腋窝。当脓肿溃破后，可经咽后间隙向下至后纵隔。

第3节　颈 前 区

颈前区以舌骨为界分为舌骨上区和舌骨下区。

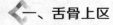一、舌骨上区

舌骨上区包括颏下三角和两侧的下颌下三角。

（一）颏下三角

颏下三角（submental triangle）是由左、右二腹肌前腹与舌骨体围成的三角区，其浅面为皮肤、浅筋膜及颈深筋膜浅层，深面由两侧的下颌舌骨肌及其筋膜构成。此三角内有1~3个颏下

淋巴结。

（二）下颌下三角

境界　下颌下三角（submandibular triangle）由二腹肌前、后腹和下颌骨体下缘围成，又称二腹肌三角 digastric triangle。此三角浅面有皮肤、浅筋膜、颈阔肌和颈深筋膜浅层。深面有下颌舌骨肌、舌骨舌肌及咽中缩肌。

（1）下颌下腺（submandibular gland）　包裹在由颈深筋膜浅层所形成的筋膜鞘内。此腺呈"U"形，位于下颌舌骨肌浅面。下颌下腺管由腺深部的前端发出，在下颌舌骨肌的深面前行，开口于口底黏膜的舌下阜。

（2）血管、神经和淋巴结　面动脉（facial artery）平舌骨大角起自颈外动脉，经下颌下三角至咬肌前缘处绕过下颌骨体下缘入面部。舌下神经（hypoglossal nerve）在下颌下腺的内下方，行于舌骨舌肌表面，它与二腹肌中间腱之间有舌动脉及其伴行静脉。舌动脉前行至舌骨舌肌后缘深面入舌。舌神经（lingual nerve）行于下颌下腺的内上方，在腺体与舌骨舌肌之间。下颌下神经节（submandibular ganglion）连于舌神经下方，分支至下颌下腺及舌下腺。在下颌下腺的周围有下颌下淋巴结。

二、舌骨下区

该区是指两侧胸锁乳突肌前缘之间，舌骨以下的区域，包括左、右颈动脉三角和肌三角。

★（一）颈动脉三角

1. 境界　颈动脉三角（carotid triangle）由胸锁乳突肌上份前缘、肩胛舌骨肌上腹和二腹肌后腹围成。其浅面有皮肤、浅筋膜、颈阔肌及颈深筋膜浅层，深面有椎前筋膜，内侧是咽侧壁及其筋膜。

2. 内容　有颈总动脉及其分支，颈内静脉及其属支，舌下神经及其降支，迷走神经及其分支，副神经以及部分颈深淋巴结等。

（1）颈总动脉（common carotid artery）　于甲状软骨上缘水平分为颈内、外动脉，有些尸体该动脉的分叉点可高达舌骨或舌骨以上。颈动脉窦（carotid sinus）位于颈内动脉起始部和颈总动脉末端的膨大部分，窦壁内有压力感受器。在颈总动脉分叉处的后方借结缔组织连有一米粒大小的扁椭圆形小体，称颈动脉小球，是化学感受器。

（2）颈外动脉　大部分分支在此三角内分出，如甲状腺上动脉、舌动脉、面动脉、咽升动脉。

（3）颈内动脉（internal carotid artery）　在颈部无分支。

（4）颈内静脉（internal jugular vein）　位于颈总动脉外侧，属支有机静脉、舌静脉和甲状腺上、中静脉。

（5）神经

①舌下神经（hypoglossal nerve），向下发出颈袢上根加入颈袢。

②副神经（accessory nerve）在颈内动、静脉之间行向后外侧，支配胸锁乳突肌。

③迷走神经（vagus nerve）行于颈动脉鞘内，沿颈内静脉和颈内动脉及颈总动脉之间的后方下降，在颈部发出喉上神经。

两个重要标志：甲状软骨上缘及二腹肌后腹（posterior belly of digastric），颈动脉三角与下颌下三角的分界标志也是颈部和颌部面部手术的主要标志。

★（二）肌三角（muscular triangle）

1. 境界　肌三角（muscular triangle）位于颈前正中线、胸锁乳突肌前缘和肩胛舌骨肌上腹之间。浅面有皮肤、浅筋膜、颈阔肌、颈前静脉、皮神经和封套筋膜。深面为椎前筋膜。

2. **内容** 胸骨舌骨肌和肩胛舌骨肌上腹；胸骨甲状肌和甲状舌骨肌；甲状腺、甲状旁腺、气管颈部、食管颈部等。

（1）甲状腺（thyroid gland） 腺体呈"H"形，分为左、右侧叶和连结两侧叶的峡部。

①形态与被膜，左右两侧叶和中间的峡。气管前筋膜包绕甲状腺形成甲状腺鞘，又称甲状腺假被膜，腺鞘与腺体表面的纤维囊之间为囊鞘间隙。被膜内侧增厚并与甲状软骨、环状软骨以及气管软骨环的软骨膜愈着，形成甲状腺悬韧带，将甲状腺固定于喉及气管壁上。因此，吞咽时甲状腺可随喉上下移动。

②位置与毗邻，甲状腺的两侧叶位于喉下部和气管上部的前外侧，上极平甲状软骨中点，下极至第6气管软骨。甲状腺峡部位于第2~4气管软骨前方。前面由浅入深依次为皮肤、浅筋膜（内含颈阔肌，是皮肤切口深度的标志）、颈筋膜浅层（深筋膜）、舌骨下肌群和气管前筋膜。侧叶的后内侧与喉和气管、咽、颈筋膜浅层和食管以及喉返神经等相邻；侧叶的后外侧与颈动脉鞘及鞘内的颈总动脉、颈内静脉和迷走神经，以及位于椎前筋膜深面的颈交感干相邻。

③甲状腺的动脉和喉的神经

★甲状腺上动脉（superior thyroid artery）起自颈外动脉，伴喉上神经外支行向前下方，至侧叶上极附近分为前，后两支。发出喉上动脉与喉上神经内支伴行，穿甲状舌骨膜，分布于喉内。

喉上神经（superior laryngeal nerve）是迷走神经的分支，在舌骨大角处分为内，外两支。内支伴喉上动脉穿甲状舌骨膜入喉，分布于声门裂以上的喉黏膜；外支伴甲状腺上动脉行向前下方，肌支支配环甲肌和咽下缩肌。

★甲状腺下动脉（inferior thyroid artery）起自锁骨下动脉，沿前斜角肌内侧缘上行，至第6颈椎平面，至侧叶后面分为上、下支，分布于甲状腺，甲状旁腺，气管和食管等。

★喉返神经（recurrent laryngeal nerve）是迷走神经胸部的分支。左喉返神经勾绕主动脉弓，右喉返神经勾绕锁骨下动脉，两者均沿气管与食管之间的沟内上行，至环甲关节后方进入喉内，称为喉下神经。其运动支支配除环甲肌以外的所有喉肌，感觉支分布于声门裂以下的喉黏膜。左喉返神经行程较长，位置较深，多行于甲状腺下动脉的后方与其交叉；右喉返神经行程较短，位置较浅，多行于甲状腺下动脉前方与其交叉。甲状软骨下角可作为寻找喉返神经的标志。甲状腺手术结扎甲状腺下动脉时，应远离甲状腺下端，以免损伤喉返神经致声音嘶哑。

④甲状腺的静脉 甲状腺的静脉变异较大，它们起自甲状腺浅面和气管前面的静脉丛，汇合成甲状腺的静脉，分甲状腺上、中、下3对静脉。

甲状腺上静脉（superior thyroid vein）与同名动脉伴行，汇入颈内静脉。

甲状腺中静脉（middle thyroid vein）多为1支，亦可为2~3支或缺如。甲状腺次全切除时，要仔细结扎此静脉，以免出血或气栓。

甲状腺下静脉（inferior thyroid vein）两侧甲状腺下静脉在气管前吻合成甲状腺奇静脉丛。在作低位气管切开术时应结扎甲状腺奇静脉丛。

甲状旁腺（parathyroid gland）为两对扁圆形的小体，上、下各一，位于甲状腺侧叶后方。

气管颈部（cervical part of trachea）上平第6颈椎下缘，下平胸骨颈静脉切迹处移行为气管胸部。

第4节　胸锁乳突肌区及颈根部

一、胸锁乳突肌区

（一）境界

胸锁乳突肌区（sternocleidomastoid region）胸锁乳突肌占据和覆盖的区域。

（二）内容及其毗邻

1. 颈袢（ansa cervicalis） 由第 1~3 颈神经前支组成，第 1 颈神经前支加入舌下神经降支为颈袢上根，第 2、3 颈神经前支为颈袢下根，两根在颈动脉鞘表面合成颈袢，约在肩胛舌骨肌中间腱附近，分支支配舌骨下肌群。

★2. 颈动脉鞘及其内容 鞘内全长有颈内静脉和迷走神经，上部有颈内动脉，下部是颈总动脉。鞘的浅面是胸锁乳突肌、胸骨舌骨肌、胸骨甲状肌和肩胛舌骨肌下腹、颈袢及甲状腺上、中静脉；后面是甲状腺下动脉；内侧是咽、食管颈部、喉、气管颈部、喉返神经和甲状腺侧叶。

★3. 颈丛（cervical plexus） 由 1~4 颈神经的前支组成，位于胸锁乳突肌上段和中斜角肌和肩胛提肌之间，主要肌支是膈神经。

4. 颈交感干（cervicalis part of sympathetic trunk） 是颈上、中、下交感神经节及其节间支组成。有颈上神经节、颈中神经节和颈下神经节，发出心支入胸腔，参与心丛的组成。

二、颈根部

颈根部（root of neck）是指颈部、胸部及腋区之间。

（一）境界

前界：胸骨柄；后界：第 1 胸椎；两侧：第 1 肋。其中心标志为前斜角肌。

（二）内容及其毗邻

★1. 胸膜顶（cupula of pleura） 覆盖肺尖部的壁胸膜，上至锁骨上 2~3cm，前邻锁骨下动脉及其分支、膈神经、迷走神经、锁骨下静脉；后邻第 1、2 肋，颈交感干和第 1 胸神经前支；外邻臂丛；内邻气管、食管，左侧还有胸导管和左喉返神经。

★2. 锁骨下动脉（subclavian artery） 左起主动脉弓，右起自头臂干，前斜角肌将其分三段：

（1）第 1 段　位于前斜角肌内侧，分支有

①椎动脉（vertebral artery）沿前斜角肌内侧上行入颅，分布于脑、脊髓和内耳。

②胸廓内动脉（internal thoracic artery）发自锁骨下动脉下壁，入胸壁。

③甲状颈干（thyrocervical trunk）分支有甲状腺下动脉、肩胛上动脉及颈横动脉。

④肋颈干（costocervical trunk）分颈深动脉和最上肋间动脉。

（2）第 2 段　位于前斜角肌后方。

（3）第 3 段　位于前斜角肌外侧，此段发出颈横动脉或肩胛上动脉。

★3. 胸导管与右淋巴导管 胸导管（thoracic duct）平 C7 高度，向左跨越胸膜顶形成胸导管弓，大多注入左静脉角。右淋巴导管（right lymphatic duct）在右颈根部，接受右颈干、右锁骨下干和右支气管纵隔干淋巴，注入右静脉角。

4. 锁骨下静脉（subclavian vein） 续于腋静脉，与颈内静脉汇合头臂静脉。临床上广泛应用锁骨下静脉插管技术，进行长期输液，心导管插管及中心静脉压测定等。

★5. 迷走神经（vagus nerve） 行于颈内静脉和颈总动脉之间。右侧在锁骨下动脉第 1 段前

方发出喉返神经。左迷走神经在左颈总动脉和左颈内静脉之间下行入胸腔。

6. **膈神经（phrenic nerve）** 位于前斜角肌前面，椎前筋膜深面，于颈根部经胸膜顶的前内侧，迷走神经的外侧，穿锁骨下动、静脉之间进入胸腔。副膈神经出现率为48%。

7. **椎动脉三角** 内侧界为颈长肌；外侧界为前斜角肌；下界为锁骨下动脉第1段；内有椎动、静脉、甲状腺下动脉、胸膜顶、颈交感干等结构。

第5节 颈外侧区

由胸锁乳突肌后缘，斜方肌前缘和锁骨中 1/3 上缘围成的三角区，该区被肩胛舌骨肌下腹分为枕三角和锁骨上三角。

◀ 一、枕三角

（一）境界

枕三角（occipital triangle）由胸锁乳突肌后缘、斜方肌前缘和肩胛舌骨肌下腹上缘围成。其浅面依次为皮肤，浅筋膜和颈筋膜浅层，深面为椎前筋膜及其覆盖下的头夹肌，肩胛提肌和中、后斜角肌。

（二）内容及其毗邻

★ 1. **副神经（accessory nerve）** 自颈静脉孔出颅后，经二腹肌后腹深面，颈内静脉前外侧，发肌支支配胸锁乳突肌。经枕三角内至斜方肌前缘中、下1/3交界处进入该肌深面，并支配该肌。

★ 2. **颈丛和臂丛分支** 颈丛皮支在胸锁乳突肌后缘中点处穿颈筋膜浅层，分布于头、颈、胸前上部及肩上部的皮肤。枕三角内有支配肩胛提肌、斜方肌和椎前肌的颈丛肌支。臂丛分支有支配菱形肌的肩胛背神经，支配冈上、下肌的肩胛上神经，以及入腋区支配前锯肌的胸长神经等。

◀ 二、锁骨上三角

（一）境界

锁骨上三角（supraclavicular triangle）位于锁骨上缘中1/3上方，在体表呈明显凹陷，故又称锁骨上大窝。该三角由胸锁乳突肌后缘，肩胛舌骨肌下腹和锁骨围成。其浅面依次为皮肤，浅筋膜及位于其中的锁骨上神经，颈外静脉末段，颈阔肌及颈筋膜浅层，其深面为斜角肌下份及椎前筋膜。

（二）内容及其毗邻

1. **锁骨下静脉（subclavian vein）** 在第1肋外缘处由腋静脉延续而成。在该三角内位于锁骨下动脉第3段的前下方，在前斜角肌内侧与颈内静脉汇合成头臂静脉，汇合处称为静脉角（jugular angle）。胸导管和右淋巴导管分别注入左、右静脉角。

★ 2. **锁骨下动脉（subclavian artery）** 是锁骨下动脉的第3段，其下方为第1肋，后上方有臂丛，前下方为锁骨下静脉。分支有：肩胛背动脉、肩胛上动脉和颈横动脉，分别至斜方肌深面和肩胛区。

★ 3. **臂丛（brachial plexus）** 由第5-8颈神经前支和第1胸神经前支的大部分纤维组成，经斜角肌间隙，锁骨下动脉后上方进入此三角。第5，6颈神经前支合成上干，第7颈神经前支延续为7中干，第8颈神经前支和第1胸神经前支的部分纤维合成下干。各干均分为前、后两股，经锁骨中份的后下方进入腋窝，合成内侧束、外侧束和后束。在锁骨中点上方为锁骨上臂丛神经阻滞麻醉处。

第6节 颈部淋巴引流

颈部淋巴结数目较多，除收纳头、颈部淋巴之外，还收集胸部及上肢的部分淋巴。

一、颈上部淋巴结

颈上部淋巴结沿头、颈交界处排列，位置表浅，分5组。

（一）下颌下淋巴结

下颌下淋巴结（submandibular lymph nodes）位于下颌下腺附近，收纳眼、鼻、唇、牙、舌及口底的淋巴，汇入颈外侧上、下深淋巴结。

（二）颏下淋巴结

颏下淋巴结（submental lymph nodes）位于颏下三角内，收纳颏部、下唇中部、口底及舌尖等处的淋巴，汇入下颌下淋巴结及颈内静脉二腹肌淋巴结。

（三）枕淋巴结

枕淋巴结（occipital lymph nodes）位于枕部皮下，斜方肌的浅面，收纳项部和枕部的淋巴，注入颈外侧浅、深淋巴结。

（四）乳突淋巴结

乳突淋巴结（mastoid lymph nodes）位于耳后，胸锁乳突肌上端浅面，收纳颞、顶、乳突区及耳廓的淋巴，注入颈外侧浅、深淋巴结。

（五）腮腺淋巴结

腮腺淋巴结（parotid lymph nodes）位于腮腺表面及实质内，收纳面部、耳廓、外耳道等处的淋巴，注入颈外侧浅淋巴结及颈深上淋巴结。

二、颈前区的淋巴结

又称为颈前淋巴结（anterior cervical lymph nodes），位于颈前正中部、舌骨下方、两侧胸锁乳突肌和颈动脉鞘之间，分颈前浅淋巴结及颈前深淋巴结。

（一）颈前浅淋巴结

颈前浅淋巴结（superficial anterior cervical lymph nodes）沿颈前静脉排列，收纳舌骨下区的浅淋巴，注入颈外侧下深淋巴结或锁骨上淋巴结。

（二）颈前深淋巴结

颈前深淋巴结（deep anterior cervical lymph nodes）分布喉、甲状腺和气管颈部的前方及两侧，包括喉前淋巴结、甲状腺淋巴结、气管前淋巴结、气管旁淋巴结。注入颈外侧上、下深淋巴结。

（三）颈外侧区淋巴结

即颈外侧淋巴结（lateral cervical lymph nodes），以颈筋膜浅层分浅、深两层。

1. 颈外侧浅淋巴结

颈外侧浅淋巴结（superficial lateral cervical lymph nodes）沿颈静脉排列，收纳腮腺、枕部及耳后的淋巴，注入颈外侧深淋巴结上群。

2．颈外侧深淋巴结

颈外侧深淋巴结（deep lateral cervical lymph nodes）沿颈内静脉排列，以肩胛舌骨肌和颈内静脉交叉为界，分颈外侧上深淋巴结和颈外侧下深淋巴结。

（1）颈外侧上深淋巴结（superior deep lateral cervical lymph nodes） 位于胸锁乳突肌深面，排列在颈内静脉周围，收纳颈外侧浅淋巴结、腮腺淋巴结、下颌下及刻下淋巴结的输出管、并收纳喉、气管、食管、腭扁桃体及舌的淋巴，注入颈外侧下深淋巴结。

（2）颈外侧下深淋巴结（inferior deep lateral cervical lymph nodes） 位于肩胛舌骨肌中间腱下方，排列在颈内静脉和颈横血管周围。

第7节　临床病例分析参考答案

病例 2–1

问题（1）参考答案：是切除甲状腺一个叶的大部分，留下小部分（常为后叶），保留甲状腺旁腺的一种甲状腺切除术。

问题（2）参考答案：是由于甲状腺悬韧带与喉与气管相连，所以吞咽时甲状腺结节肿块会随喉上下移动，增大的甲状腺更明显。

问题（3）参考答案：甲状腺结节肿块肿大时会向后内侧压迫气管、咽与食管和喉返神经，所以会出现呼吸、吞咽困难及声音嘶哑。

问题（4）参考答案：喉上神经和喉返神经。损伤喉上神经会引起发音，损伤喉返神经会引起声音嘶哑甚至呼吸困难。

问题（5）参考答案：喉前淋巴结、气管前、旁淋巴结，颈外侧下深淋巴结。

病例 2–2

问题（1）参考答案：是两侧颈部肌肉收缩力不对称导致的，特别是两侧胸锁乳突肌收缩力量不对称。

问题（2）参考答案：胎位不正、难产等是常见原因。

问题（3）参考答案：面颅骨发育不正常，颈椎也可能出现畸形。

病例 2–3

问题（1）参考答案：肿块向后压迫食管致食管狭窄。

问题（2）参考答案：颈外侧上深淋巴结→输出管→颈外侧下深淋巴结→颈干。此例可能是转移至颈内静脉内侧淋巴结。

问题（3）参考答案：向前浸润气管和主支气管，会引起气急、咳嗽、声音嘶哑等；向后浸润颈交感干，致 Horner 综合征。

病例 2–4

问题（1）参考答案：副神经淋巴结。

问题（2）参考答案：转移至颈外侧下深淋巴结。

问题（3）参考答案：副神经。

病例 2–5

问题（1）参考答案：梨状隐窝。

问题（2）参考答案：损伤喉内神经；引起黏膜感觉障碍至气管异物、呼吸急促。

病例 2–6

问题（1）参考答案：颈外静脉。

问题（2）参考答案：副神经、颈丛皮支（颈横神经）。副神经在斜角肌后缘的中上部，斜向后下方进入颈后三角内，在斜方肌前缘中，下 1/3 交界处进入该肌深面，并支配该肌。颈丛皮支（颈横神经）在胸锁乳突肌后缘中点处穿颈筋膜浅层，分布于头，颈，胸前上部及肩上部的皮肤。

问题（3）参考答案：因为损伤右侧副神经，致右斜方肌瘫痪，而左侧肌肉正常，使头向左侧倾斜。

病例 2-7

问题（1）参考答案：常见原因有甲状软骨骨折、错位与喉黏膜下层水肿。

问题（2）参考答案：高位切开是在第 1、2 气管软管环处切开；低位切开是在第 5、6 气管软管环处切开；如切断甲状腺峡部则是在第 3、4 气管软管环处切开。现多在第 2、3 气管软管环切开。

问题（3）参考答案：由浅入深依次为皮肤、浅筋膜、封套筋膜、胸骨上间隙及其内的静脉弓、舌骨下肌群、气管前筋膜和气管前间隙。

问题（4）参考答案：可损伤颈静脉弓、颈部大血管和喉返神经等。

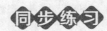

一、选择题

1. 甲状腺血管的叙述下列哪项正确

    A. 甲状腺动脉与其静脉同名　　　B. 甲状腺切除结扎甲状腺上动脉时，注意远离甲状腺

    C. 甲状腺切除结扎甲状腺下动脉时，注意紧靠甲状腺

    D. 甲状腺的血液供应丰富，部分人有甲状腺最下动脉

2. 关于颈筋膜（浅层）位置和形成何者有误

    A. 位于浅筋膜和颈阔肌的深面　　　B. 形成下颌下腺和腮腺筋膜鞘

    C. 形成斜方肌和胸锁乳突肌的鞘　　　D. 形成甲状腺悬韧带

3. 颏下三角前方结构不包括

    A. 皮肤　　　　　　B. 浅筋膜　　　　　　C. 颈阔肌　　　　　　D. 颈深筋膜浅层

4. 当甲状腺肿大时，不可能出现

    A. 呼吸困难　　　　B. 吞咽困难　　　　C. 声音嘶哑　　　　D. 舌肌运动功能障碍

5. 前斜角肌作为颈根部的 Key、下列比邻何者有错

    A. 前斜角肌将锁骨下动脉分为三段　　　B. 为椎动脉三角的外侧界

    C. 前斜角肌的前面有迷走神经自内向外走行

    D. 前斜角肌与中斜角肌和第 1 肋围成斜角肌间隙

6. 副神经行于

    A. 胸锁乳突肌表面　B. 肩胛提肌表面　C. 前斜角肌表面　D. 中斜角肌表面

7. 关于颈外静脉的描述，错误的是

    A. 由下颌后静脉的前支与耳后静脉、枕静脉汇合而成

    B. 沿胸锁乳突肌的浅面下行

    C. 在锁骨中点上方 2~5cm 处穿颈深筋膜，注入锁骨下静脉

    D. 静脉的末端有一对静脉瓣

8. 与甲状腺下动脉伴行的结构是

    A. 甲状腺下静脉　　B. 喉上神经　　　C. 甲状腺中静脉　　D. 喉返神经

9. 支配颈阔肌的神经

    A. 耳大神经   B. 枕小神经   C. 颈横神经   D. 面神经颈支

10. 颈前静脉

    A. 位于颈阔肌前面注入颈内静脉   B. 位于颈阔肌前面注入无名静脉

    C. 位于胸锁乳突肌深面，注入锁骨下静脉   D. 注入颈外静脉，由颈静脉弓左右连通

二、名词解释

1. 颈动脉鞘

2. 颈动脉三角

3. 肌三角

三、问答题

1. 写出解剖出的臂丛根、束的组成及主要的分支？

2. 锁骨下静脉与锁骨下动脉在颈根部的行走和局部位置有何不同？

3. 颈深筋膜中层参与形成那些结构？

4. 肌三角的境界及内容？

5. 甲状腺前方的层次是什么？

6. 解剖颈根部时，胸膜顶的毗邻有哪些主要结构？

一、选择题

1.D 2.D 3.C 4.D 5.C 6.B 7.A 8.A 9.D 10.D

二、名词解释

1. 答：颈筋膜向两侧扩展包绕颈总动脉、颈内动脉、颈外动脉、颈内静脉和迷走神经形成的筋膜鞘。

2. 答：由胸锁乳突肌上份前缘、肩胛舌骨肌上腹和二腹肌后腹围成，内有颈总动脉及其分支，颈内静脉及其属支，舌下神经及其降支，迷走神经及其分支，副神经以及部分颈深淋巴结等。

3. 答：位于颈前正中线、胸锁乳突肌前缘和肩胛舌骨肌上腹之间，内有胸骨舌骨肌和肩胛舌骨肌上腹；胸骨甲状肌和甲状舌骨肌；甲状腺、甲状旁腺、气管颈部、食管颈部等。

三、问答题

1. 答：臂丛根由第四颈神经前支至第一胸神经的前支大部分组成；分成内侧束、外侧束和后束；主要分支：胸长神经、胸背神经、肌皮神经、正中神经、尺神经、桡神经和腋神经。

2. 答：锁骨下动脉从胸锁关节后方斜向外至颈根部，呈弓状经胸膜顶前方，穿斜角肌间隙，至第1肋外缘延续为腋动脉。锁骨下静脉在第1肋外侧续于腋静脉，锁骨下静脉在锁骨下动脉的前下方走行。

3. 答：包绕着咽，喉，气管颈部，食管颈部，甲状腺，甲状旁腺等器官，又叫内脏筋膜，其前下部覆盖气管叫气管前筋膜，后覆盖夹肌和咽缩肌叫颊咽筋膜，气管前筋膜和气管之间有疏松结地组织相连形成气管前间隙，颊咽筋膜和颈深筋膜深层之间形成咽后间隙，颈深筋膜中层下包裹甲状腺形成甲状腺鞘，器官前层向两侧延续，包裹颈总动脉，颈内动脉，颈内静脉，迷走神经，形成颈动脉鞘。

4. 答：肌三角由颈前正中线，肩胛舌骨肌上腹和胸锁乳突肌下份的前缘围城，内有舌骨下肌群，甲状腺，甲状旁腺，气管颈部和食管颈部。

5. 答：由浅到深为皮肤，浅筋膜，颈深筋膜浅层，舌骨下肌及甲状腺鞘。

6. 答：前方有锁骨下动脉及其分支，前斜角肌及膈神经，迷走神经与锁骨下静脉，左颈根部还有胸导管；后方有颈交感干；第 1 胸神经前支；外侧为臂丛与中斜角肌；内侧左颈根部还有左锁骨下动脉与左头臂静脉，右颈根部为右头臂干、右头臂静脉和气管。

胸 部

学习目的

1. 掌握　胸部体表标志和标志线、胸部皮神经的节段性分布、肋间肌的层次、肋间血管和神经的排列关系、膈肌裂孔位置与内容、胸膜腔、胸膜和肺的体表投影、肺根的结构排列、心的体表投影、胸导管走行及乳糜胸的形成。

2. 熟悉　进入胸膜腔的手术入路、乳房的淋巴回流、主动脉弓、气管胸部的毗邻、食管胸部的毗邻关系。

3. 了解　胸部的境界和分区、纵隔左、右侧面所见到结构的位置关系。

第1节　概　　述

胸部位于颈部和腹部之间，由胸壁、胸腔和胸腔内器官组成。胸廓和软组织构成胸壁，胸壁和膈围成胸腔。

一、境界与分区

（一）境界

胸部上界以颈静脉切迹、胸锁关节、锁骨上缘、肩峰和第7颈椎棘突的连线与颈部分界，下界以剑突、肋弓、第11肋前端、第12肋下缘和第12胸椎棘突的连线与腹部分界，上部两侧以三角肌前后缘与上肢分界。

（二）分区

1. **胸壁**　每侧胸壁分为胸前区、胸外侧区和胸背区。胸前区位于前正中线和腋前线之间，胸外侧区位于腋前线和腋后线之间，胸背区位于腋后线和后正中线之间。

2. **胸腔**　分为中部和两侧的左、右部。中部被纵隔占据，左、右部容纳肺、胸膜和胸膜腔。

二、表面解剖

★（一）体表标志

1. **颈静脉切迹**（jugular notch）　成人男性的颈静脉切迹平第2胸椎，女性的平第3胸椎。

2. **胸骨角**（sternal angle）　胸骨角两侧连接第2肋软骨，是计数肋和肋间隙的标志。胸骨角平主动脉弓起始处、气管杈、左主支气管与食管交叉处和第4胸椎体下缘。

3. **剑突**（xiphoid process）　剑突的形状变化较大。剑胸结合平第9胸椎。

4. **锁骨**（clavicle）　锁骨的全长可触及。锁骨下窝（infraclavicular fossa）位于锁骨中、外1/3交界处的下方，其深方有腋血管和臂丛通过。在锁骨下窝的稍外侧和锁骨下方一横指处可摸到喙突（coracoid process）。

5. 肋 ribs 和肋间隙（intercostal spaces） 难以触及，是胸部和腹上部器官的定位标志。

6. 肋弓（costal arch） 肋弓是肝、胆囊和脾的触诊标志。两侧肋弓和剑胸结合构成胸骨下角（infrasternal angle），约 70°~110°。剑突与肋弓构成剑肋角（xiphocostal angle），左侧剑肋角是心包穿刺常用进针部位之一。

7. 乳头（papillae） 男性乳头位于锁骨中线与第 4 肋间隙相交处，女性乳头的位置变化较大。

8. 肌发达者可见胸大肌和前锯肌肌齿的轮廓，可触及胸大肌下缘。

★（二）标志线

1. 前正中线（anterior median line） 经胸骨正中所做的垂直线。
2. 胸骨线（sternal line） 经胸骨外侧缘最宽处所做的垂直线。
3. 锁骨中线（midclavicular line） 经锁骨中点所做的垂直线。
4. 胸骨旁线（parasternal line） 经胸骨线和锁骨中线之间的中点所做的垂直线。
5. 腋前线（anterior axillary line） 经腋前襞与胸壁相交处所做的垂直线。
6. 腋后线（posterior axillary line） 经腋后襞与胸壁相交处所做的垂直线。
7. 腋中线（midaxillary line） 经腋前线和腋后线之间的中点所做的垂直线。
8. 肩胛线（scapular line） 两臂下垂时经肩胛下角所做的垂直线。
9. 后正中线（posterior median line） 相当于沿棘突尖所做的垂直线。

第 2 节 胸　　壁

胸壁由皮肤、浅筋膜、深筋膜、胸廓外肌层、胸廓和肋间肌以及胸内筋膜等构成。

一、浅层结构

（一）皮肤

胸前区和胸外侧区的皮肤较薄。

（二）浅筋膜

胸部的浅筋膜与颈部、腹部和上肢的浅筋膜相续。浅筋膜内含浅血管、淋巴管、皮神经和乳腺。

1. 浅血管

（1）动脉　胸廓内动脉的穿支分布于胸前区内侧部。肋间后动脉的前、外侧穿支与肋间神经的前、外皮支伴行分布。胸肩峰动脉和胸外侧动脉的分支也分布于胸壁。

（2）静脉　胸腹壁静脉（thoracoepigastric vein）起自脐周静脉网，汇合成胸外侧静脉（lateral thoracic vein），注入腋静脉。与胸廓内动脉和肋间后动脉的穿支伴行的静脉分别注入胸廓内静脉和肋间后静脉。

2. 皮神经　胸前、外侧区的皮神经来自颈丛和肋间神经

（1）锁骨上神经（supraclavicular nerves） 2~4 支，分布于胸前区上部的皮肤。

（2）肋间神经的外侧皮支和前皮支　肋间神经在腋前线附近发出外侧皮支，分布于胸外侧区和胸前区外侧部的皮肤。近胸骨外侧缘处肋间神经发出前皮支，分布于胸前区内侧部的皮肤。第 4~6 肋间神经的外侧皮支和第 2~4 肋间神经的前皮支还分布于女性乳房。★肋间神经的皮支呈节段性分布。第 2 肋间神经的皮肤分布相当于胸骨角平面，第 4 肋间神经相当于男性乳头平面，第 6 肋间神经相当于剑突平面，第 8 肋间神经相当于肋弓平面。肋间神经皮支的分布特点有助

于测定麻醉平面和诊断脊髓损伤节段。

（三）乳房

1. **位置** 乳房（mamma，breast） 小儿和男性的乳房不发达。女性乳房位于胸骨旁线与腋中线之间，平第 2~6 肋高度。乳房与胸肌筋膜之间的间隙称乳房后间隙（retromammary space），内有疏松结缔组织和淋巴管。乳腺癌时，乳房可被固定在胸大肌上。

★2. **形态结构** 乳房由皮肤、纤维组织、脂肪组织和乳腺构成。乳房的结构包括：乳头、乳晕（areola of breast）、乳腺（mammary gland）、乳腺叶、乳腺小叶等。乳房结缔组织中有许多纤维束，两端分别附着于皮肤和胸肌筋膜，称乳房悬韧带（suspensory ligament of breast）或（Cooper）韧带。乳腺癌时，淋巴回流受阻引起乳房水肿，同时局部组织纤维增生，乳房悬韧带相对变短，使皮肤形成许多小凹陷。临床上称"橘皮样变"。

★3. **淋巴回流** 乳房的淋巴主要注入腋淋巴结，引流方向主要有 6 个：

（1）胸肌淋巴结。

（2）尖淋巴结和锁骨上淋巴结。

（3）胸骨旁淋巴结。

（4）胸肌间淋巴结。

（5）内侧部的浅淋巴管与对侧乳房淋巴管交通。

（6）内下部的淋巴管通过腹壁和膈下的淋巴管与肝的淋巴管交通。

乳腺癌发生淋巴转移时，可侵犯腋淋巴结和胸骨旁淋巴结。如果淋巴回流受阻，肿瘤细胞可转移至对侧乳房或肝。

◀二、深层结构

（一）深筋膜

1. **浅层** 较薄弱，覆盖于胸大肌和前锯肌表面。

2. **深层** 位于胸大肌深面。位于喙突、锁骨下肌和胸小肌的筋膜称锁胸筋膜 clavipectoral fascia。胸肩峰动脉的分支和胸外侧神经、头静脉和淋巴管均穿经该筋膜。手术切开锁胸筋膜时应注意保护胸外侧神经，以免引起胸大、小肌瘫痪。

（二）胸廓外肌层

胸廓外肌层包括胸上肢肌和部分腹肌。浅层有胸大肌（pectoralis major）、腹直肌和腹外斜肌的上部，深层有锁骨下肌（subclavius）、胸小肌（pectoralis minor）和前锯肌（serratus anterior）。胸大肌和胸小肌的间隙称胸肌间隙（interpectoral space）。

（三）胸廓和肋间隙

★胸廓（thoracic cage）除保护和支持胸腹腔器官外，主要参与呼吸运动。在严重肺气肿病人，胸廓前后径显著增大而形成桶状胸。

★肋间隙内有肋间肌、肋间血管神经和结缔组织等。肋间外肌（intercostales externi）和肋间内肌（intercostales interni）的肌束方向垂直。肋间外肌在肋骨前端处向前续为肋间外膜（external intercostal membrane），肋间内肌在肋角处向后续为肋间内膜（internal intercostal membrane）。肋间最内肌（intercostales intimi）位于肋间隙的中份，肌束方向与肋间内肌相同。肋间后动脉（posterior intercostal arteries）和肋间后静脉（posterior intercostal veins）与肋间神经（intercostal nerves）伴行。肋颈干发出的最上肋间动脉分布于第 1、2 肋间隙，肋间后动脉分布于第 3-11 肋间隙。肋间神经共 11 对。第 2 肋间神经外侧皮支的后支较粗大，称肋间臂神经（intercostobrachial nerve）。下 5 对肋间神经和肋下神经分布于腹肌的前内侧群和腹壁皮肤，故在肋弓附近做手术时应注意保护这些神经。

（四）胸廓内血管

胸廓内动脉（internal thoracic artery）贴于第 1~6 肋软骨后面走行，至第 6 肋间隙分为肌膈动脉和腹壁上动脉。胸廓内动脉上段发出的心包膈动脉与膈神经伴行。两条胸廓内静脉（internal thoracic veins）与同名动脉伴行。胸骨旁淋巴结（parastemal lymph nodes）沿胸廓内血管排列。

（五）胸内筋膜

胸内筋膜（endothoracic fascia）衬托于胸廓内面，向上覆盖于胸膜顶上面，称胸膜上膜；向下覆盖于膈上面，称膈上筋膜。

第 3 节　膈

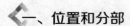一、位置和分部

（一）位置

膈（diaphragm）呈穹窿状，位于胸、腹腔之间，封闭胸廓下口。膈的高低位置因年龄、体位、呼吸状态和腹腔器官充盈状态的不同而有所变化。

★（二）分部

膈的腱性部为中心腱（central tendon），呈三叶状。肌性部分为胸骨部、肋部和腰部，各部肌束止于中心腱。肌性部的各部之间缺乏肌纤维，形成膈的薄弱区，如胸肋三角（stemocostal triangle）、腰肋三角（lumbocostal triangle），其中，腰肋三角的前方与肾相邻，后方有肋膈隐窝，故肾手术时应特别注意，以免撕破而引起气胸。胸肋三角和腰肋三角是膈疝的好发部位。

二、裂孔

（一）腔静脉孔

★腔静脉孔（vena caval foramen）平第 8 胸椎，有下腔静脉和右膈神经的分支通过。

（二）食管裂孔

★食管裂孔（esophageal hiatus）平第 10 胸椎，在正中线左侧 2~3cm 处，有食管、迷走神经前干、迷走神经后干、胃左血管的食管支和来自肝后部的淋巴管通过，是膈疝的好发部位之一。

（三）主动脉裂孔

★主动脉裂孔（aortic hiatus）在膈左、右脚和脊柱之间，平第 12 胸椎，有主动脉、胸导管和来自胸壁的淋巴管通过。奇静脉和半奇静脉也可通过主动脉裂孔。

三、血管、淋巴和神经

（一）血管

膈的血液供应来自心包膈动脉、肌膈动脉、膈上动脉、下位肋间后动脉的分支和膈下动脉。伴行静脉注入胸廓内静脉、肋间后静脉和下腔静脉等。

（二）淋巴

膈的淋巴管注入膈上淋巴结（superior phrenic lymph nodes）、膈下淋巴结（inferior phrenic lymph nodes）。

（三）神经

膈的中央部分由颈丛的分支膈神经支配。前部和两侧部受下 6~7 对肋间神经支配。膈神经受刺激时可出现呃逆。

第4节　胸膜和胸膜腔

一、胸膜

★胸膜 pleura 分为脏胸膜和壁胸膜两部。脏胸膜（visceral pleura）被覆于肺的表面，与肺紧密结合，又称肺胸膜。壁胸膜（parietal pleura）贴附于胸内筋膜内面、膈上面和纵隔侧面，故根据附着部位的不同将壁胸膜分为肋胸膜（costal pleura）、膈胸膜（diaphragmatic pleura）、纵隔胸膜（mediastinal pleura）和胸膜顶（cupula pleurae）等 4 部分。

脏胸膜和壁胸膜在肺根下方相互移行的双层胸膜构成肺韧带（pulmonary ligament），有固定肺的作用。

二、胸膜腔

★脏、壁胸膜在肺根处相互移行，两者之间形成潜在性间隙，称胸膜腔（pleural cavity），内为负压，含有少量浆液。

在壁胸膜反折处，即使深吸气肺也不能深入其间，这些部位的胸膜腔称胸膜隐窝（pleural recess）。★肋膈隐窝（costodiaphragmatic recess），该隐窝在平静呼吸的深度约为 5cm，是胸膜腔的最低部位，胸膜腔积液首先积聚于此。在肺前缘的前方，肋胸膜与纵隔胸膜转折形成肋纵隔隐窝（costomediastinal recess）。

三、壁胸膜反折线的体表投影

肋胸膜与膈胸膜、纵隔胸膜前缘和后缘的反折线分别为胸膜下界、胸膜前界和胸膜后界。胸膜前界和胸膜下界有较重要的实用意义，心包穿刺、胸骨劈开、前纵隔手术和肾手术时，应注意勿损伤胸膜。

（一）胸膜前界

两侧胸膜前界形成上、下两个三角形无胸膜区。上区称胸腺区，内有胸腺。下区称心包区，内有心包和心。两侧胸膜前界可相互重叠。

★ （二）胸膜下界

左侧起自第 6 肋软骨中点处，右侧起自第 6 胸肋关节后方，斜向外下方。在锁骨中线、腋中线和肩胛线分别与第 8、10、11 肋相交，在后正中线两侧平第 12 胸椎棘突。右侧胸膜下界比左侧略高。

四、胸膜的血管、淋巴和神经

（一）血管

脏胸膜的血液供应来自支气管动脉和肺动脉的分支，壁胸膜的血液供应主要来自肋间后动脉、胸廓内动脉和心包膈动脉的分支。静脉与动脉伴行，最终注入上腔静脉和肺静脉。

（二）淋巴

脏胸膜的淋巴管与肺的淋巴管吻合，注入支气管肺淋巴结。壁胸膜的淋巴管注入胸骨旁淋巴结、肋间淋巴结、腋淋巴结、膈淋巴结和纵隔淋巴结。

（三）神经

脏胸膜由肺丛的内脏感觉神经分布，壁胸膜由脊神经的躯体感觉神经分布。另外还有肋间神经和膈神经分布。

第5节　肺

一、位置和体表投影

（一）位置

肺（lung）位于胸腔内，纵隔两侧。肺的肋面、膈面和纵隔面分别对向胸壁、膈和纵隔。肺尖（apex of lung）的上方覆以胸膜顶，突入颈根部。肺底（base of lung）隔膈与腹腔器官相邻。

★（二）体表投影

肺尖高出锁骨内侧 1/3 上方 2~3cm。肺的前界、后界和下界相当于肺的前缘、后缘和下缘，平静呼吸时，在锁骨中线、腋中线和肩胛线分别与第6、8、10肋相交，在后正中线两侧平第10胸椎棘突。小儿肺下界比成年人的约高1个肋。

二、结构

（一）肺叶

左肺被斜裂（oblique fissure）分为上、下两叶，右肺被斜裂和水平裂（horizontal fissure）分为上、中、下三叶。

★（二）肺门和肺根

肺门（hilum of lung）位于肺纵隔面中部，为主支气管、肺动脉、肺静脉、支气管动脉、支气管静脉、淋巴管和神经出入的部位。支气管肺淋巴结（bronchopulmonary lymph nodes）位于肺门处。结核或肿瘤引起支气管肺淋巴结肿大时，可压迫支气管，甚至引起肺不张。

出入肺门的结构被结缔组织包绕，构成肺根（root of lung）。肺根内结构的排列自前而后为肺静脉、肺动脉、支气管。自上而下，左肺根内结构的排列为肺动脉、支气管、肺静脉，右肺根为支气管、肺动脉、肺静脉。由于肺静脉的位置最低，手术切断肺韧带时应注意保护肺静脉。

（三）支气管肺段

每一肺段支气管（segmental bronchus）及其所属的肺组织称支气管肺段（bronchopulmonary segment），简称肺段。右肺有10个肺段，左肺有8个肺段。

三、血管

肺的血管有肺血管和支气管血管两个系统。肺血管为功能性血管，支气管动脉为营养性血管。

（一）肺动脉和肺静脉

肺动脉（pulmonary artery）在肺内的分支多与支气管的分支伴行。肺静脉（pulmonary veins）在肺内的属支分为段内静脉和段间静脉。

（二）支气管动脉和支气管静脉

支气管动脉（bronchial artery）为1~3支，起自胸主动脉或肋间后动脉，与支气管的分支伴行入肺。

左侧支气管静脉（bronchial vein）注入半奇静脉，右侧支气管静脉注入奇静脉或上腔静脉。

四、淋巴引流

肺的淋巴注入肺淋巴结或直接注入支气管肺淋巴结。

五、神经

肺的神经来自肺丛的迷走神经和交感神经的分支。内脏感觉纤维分布于支气管黏膜、肺泡和脏胸膜。

第6节 纵 隔

一、概述

（一）境界与位置

★纵隔（mediastinum）是左右纵隔胸膜之间的器官、结构和结缔组织的总称。呈矢状位，位于胸腔。

★（二）分区

解剖学通常采用四分法，即以胸骨角和第4胸椎体下缘的平面，将纵隔分为上纵隔和下纵隔，下纵隔又以心包的前、后壁为界分为前纵隔、中纵隔和后纵隔。临床上多采用三分法。

（三）整体观

1. **前面观** 上纵隔在少儿可见胸腺，成人为胸腺剩件；下纵隔可见部分心包。

2. **左侧面观** 纵隔左侧面有左肺根、心包隆凸、膈神经和心包膈血管，左迷走神经及其发出的左喉返神经。肺根后方尚有胸主动脉、交感干及内脏大神经等，上方有主动脉弓及其分支左颈总动脉和左锁骨下动脉。左锁骨下动脉、脊柱和主动脉弓围成食管上三角，内有胸导管和食管上份。心包、胸主动脉和膈围成食管下三角。

3. **右侧面观** 纵隔右侧面有右肺根、心包隆凸、膈神经和心包膈血管，右迷走神经及其发出的喉返神经。肺根后方尚有食管、奇静脉、交感干及内脏大神经等，上方有右头臂静脉、奇静脉弓、上腔静脉、气管和食管，下方有下腔静脉。

二、上纵隔

上纵隔（superior mediastinum）的器官和结构由前向后可分为三层：前层有胸腺、头臂静脉和上腔静脉，中层有主动脉弓及其分支、膈神经和迷走神经，后层有气管、食管和胸导管、左喉返神经等。

（一）胸腺

1. **位置和毗邻**　胸腺（thymus）由左、右两叶构成，青春后随着年龄的增长，逐渐被脂肪组织代替，成为胸腺剩件。

2. **血管、淋巴和神经**　胸腺的动脉来自胸廓内动脉和甲状腺下动脉，伴行静脉注入头臂静脉或胸廓内静脉。胸腺的淋巴管注入纵隔前淋巴结或胸骨旁淋巴结。神经来自颈交感干和迷走神经的分支。

（二）上腔静脉及其属支

1. **上腔静脉（superior vena cava）**　由左、右头臂静脉在右侧第1胸肋结合处汇合而成，下行至第2胸肋关节后方穿纤维心包，平第3胸肋关节下缘注入右心房。在穿纤维心包之前，有奇静脉注入。

2. **头臂静脉（brachiocephalic vein）**　由颈内静脉和锁骨下静脉在胸锁关节后方汇合而成。

（三）主动脉弓及其分支

1. **位置**　主动脉弓（aortic arch）平右侧第2胸肋关节高度续升主动脉，弓形弯向左后方，至第4胸椎体下缘左侧移行为胸主动脉。主动脉弓凹侧发出支气管动脉，凸侧发出头臂干（brachiocephalic trunk）、左颈总动脉（left common carotid artery）和左锁骨下动脉（left subclavian artery）。

2. **毗邻**　主动脉弓左前方有胸膜、肺、膈神经、心包膈血管、迷走神经等，右后方有气管、食管、左喉返神经、胸导管和心深丛，上方有三大分支及其前面的左头臂静脉和胸腺，下方有肺动脉、动脉韧带、左喉返神经、左主支气管和心浅丛。

★ 3. **动脉韧带**　左膈神经、左迷走神经和左肺动脉围成动脉导管三角（triangle of ductus arteriosus），内有动脉韧带、左喉返神经和心浅丛，是手术中寻找动脉导管的标志。动脉韧带（arterial ligament）为一纤维结缔组织索，是胚胎时期动脉导管的遗迹，连于主动脉弓下缘和左肺动脉的起始部。

（四）气管胸部和主支气管

1. **位置**　气管胸部（thoracic part of trachea）上端平胸骨的颈静脉切迹与颈部相续，下端平胸骨角分为左、右主支气管，分叉处称气管杈（bifurcation of trachea）。在气管杈内面有一凸向上的半月形气管隆嵴（carina of trachea），是支气管镜检查时辨认左、右主支气管起点的标志。★ 左主支气管（left principal bronchus）细长而倾斜，右主支气管（right principal bronchus）粗短而陡直，因此，气管内异物容易进入右主支气管，支气管镜或支气管插管也易置入右主支气管。

2. **毗邻**　气管胸部前方有胸骨柄、胸腺、左头臂静脉、主动脉弓、头臂干、左颈总动脉和心深丛，后方有食管，左后方有左喉返神经，左侧有左迷走神经和锁骨下动脉，右侧有奇静脉弓和右迷走神经，右前方有右头臂静脉和上腔静脉。左主支气管前方有左肺动脉，后方有胸主动脉，中段上方有主动脉弓跨过。右主支气管前方有升主动脉、右肺动脉和上腔静脉，上方有奇静脉弓。

3. **血管、淋巴和神经**　气管和主支气管的动脉主要来自甲状腺下动脉、支气管动脉、肋间动脉和胸廓内动脉，静脉注入甲状腺下静脉、头臂静脉和奇静脉。主支气管淋巴管注入气管支气管淋巴结（tracheobronchial lymph nodes），气管淋巴管注入气管支气管淋巴结和气管旁淋巴结（paratracheal lymph nodes）。

◀ 三、下纵隔

下纵隔（inferior mediastinum）分为前纵隔、中纵隔和后纵隔。

（一）前纵隔

前纵隔（anterior mediastinum）内有胸腺下部、纵隔前淋巴结和疏松结织。

（二）中纵隔

中纵隔（middle mediastinum）内有心包、心、出入心的大血管根部、膈神经和心包膈血管等。

★ 1. 心包（pericardium） 分为纤维心包（fibrous pericardium）和浆膜心包（serous pericardium）。心包的脏、壁二层在大血管根部反折移行，围成心包腔。

（1）位置和毗邻 占据中纵隔，心包前壁隔胸膜和肺与胸骨和第2~6肋软骨相对，在胸膜围成的心包区直接与胸骨体下半部和左侧第4~6肋软骨相邻，因此常在左剑肋角做心包穿刺，以免损伤胸膜和肺。心包后方有主支气管、食管、胸主动脉、奇静脉、半奇静脉等。两侧为纵隔胸膜，膈神经和心包膈血管下行于心包与纵隔胸膜之间。上方有上腔静脉、升主动脉和肺动脉。心包下壁与膈中心腱愈着。

（2）心包腔（pericardial cavity） 含有少量浆液。浆膜心包的脏二层反折处的间隙称心包窦（pericardial sinus），包括心包横窦（transverse sinus of pericardium），心包斜窦（oblique sinus of pericardium）、心包前下窦（anteroinferior sinus of pericardium）。其中，心包横窦是心包腔的最低部位，心包积液首先积聚于此。

（3）血管、淋巴和神经 动脉来自心包膈动脉、肌膈动脉和食管动脉等。静脉与动脉伴行，注入胸廓内静脉、奇静脉和半奇静脉等。心包的淋巴管注入纵隔前淋巴结、纵隔后淋巴结和膈上淋巴结。神经来自膈神经、肋间神经、左喉返神经、心丛、肺丛和食管丛等。

2. 心 呈圆锥形，包括心尖（cardiac apex）、心底（cardiac base）、心表面的冠状沟（coronary groove）、前室间沟（anterior interventricular groove）、后室间沟（posterior interventricular groove）和房间沟（interatrial groove）等结构以及借此4沟将心分为左心房（left atrium）、右心房（right atrium）、左心室（left ventricle）和右心室（right ventricle）。

（1）位置和毗邻 前方对向胸骨体和第2~6肋软骨，后方平第5~8胸椎。约2/3位于身体正中矢状面的左侧，1/3位于右侧。心的毗邻关系大致与心包相同。

★ 心的体表投影用四点的连线表示：左上点在左第2肋软骨下缘距胸骨侧缘约1.2cm，右上点在右第3肋软骨下缘距胸骨侧缘1cm，左下点在左侧第5肋间隙距前正中线7~9cm，右下点在右第6胸肋关节处。左、右上点的连线为心上界，左、右下点的连线为心下界，左上、左下点间向左微凸的弧形线为心左界，右上、右下点间向右微凸的弧形线为心右界。心瓣膜的体表投影和心脏听诊部位不同。

（2）血管 心的血液供应来自左、右冠状动脉。左冠状动脉（left coronary artery）起自主动脉左窦，分为前室间支和旋支。右冠状动脉（right coronary artery）起自主动脉右窦，沿冠状沟行至房室交点处分为后室间支和左室后支。

（3）淋巴 心的淋巴管注入气管支气管淋巴结和纵隔前淋巴结。

（4）神经 心的神经来自心浅丛和心深丛。交感神经兴奋使心跳加快、心收缩力增强和冠状动脉扩张，副交感神经的作用则相反。

（三）后纵隔

后纵隔（posterior mediastinum）内有食管、迷走神经、胸主动脉、奇静脉、半奇静脉、副半奇静脉、胸导管、交感干胸部和纵隔后淋巴结等。

1. 食管胸部（thoracic part of esophagus） 位于上纵隔后部和后纵隔。食管与胸主动脉交叉，上部位于胸主动脉右侧，下部位于胸主动脉的前方。

（1）毗邻　前方有气管、气管杈、左主支气管、左喉返神经、右肺动脉、食管前丛、心包、左心房和膈。后方有食管后丛、胸主动脉、胸导管、奇静脉、半奇静脉、副半奇静脉和右肋间动脉。左侧有左颈总动脉、左锁骨下动脉、主动脉弓、胸主动脉、胸导管上段。右侧有奇静脉弓。

食管左侧只有在食管上、下三角处与纵隔胸膜相贴，右侧除奇静脉弓处外全部与纵隔胸膜相贴。右侧纵隔胸膜在肺根以下常突入食管与奇静脉和胸导管之间，形成食管后隐窝（retroesophageal recess），故经左胸作食管下段手术时可能破入右侧胸膜腔，导致气胸。

（2）血管、淋巴和神经　食管动脉来自肋间后动脉和支气管动脉，食管动脉（esophageal artery）。食管静脉（esophageal vein）注入奇静脉、半奇静脉和副半奇静脉。食管的淋巴管注入气管支气管淋巴结、纵隔后淋巴结和胃左淋巴结，部分淋巴管直接注入胸导管。食管胸部的神经来自喉返神经、迷走神经和交感干。

2. 迷走神经（vagus nerve）　和交感干的分支构成心浅丛（superficial cardiac plexus）和心深丛（deep cardiac plexus）；在肺根的周围构成肺丛（pulmonary plexus）。此外，左、右迷走神经还构成食管前丛（anterior esophageal plexus）和食管后丛（posterior esophageal plexus）。

3. 胸主动脉（thoracic aorta）　平第4胸椎体下缘续接主动脉弓，平第12胸椎穿膈主动脉裂孔，续为腹主动脉。其间发出肋间后动脉。在胸主动脉和食管胸部的周围有纵隔后淋巴结（posterior mediastinal lymph nodes），其输出淋巴管注入胸导管。

4. 奇静脉、半奇静脉和副半奇静脉　奇静脉（azygos vein）起自右腰升静脉，沿食管后方和胸主动脉右侧上行，至第4胸椎体高度，注入上腔静脉。奇静脉收集右侧肋间静脉、食管静脉、支气管静脉和半奇静脉的血液。上连上腔静脉，下借右腰升静脉连下腔静脉，故是沟通上腔静脉系和下腔静脉系的重要通道之一。当上腔静脉或下腔静脉阻塞时，该通道可成为重要的侧副循环途径。半奇静脉（hemiazygos vein）起自左腰升静脉，注入奇静脉。副半奇静脉（accessory hemiazygos vein）沿胸椎体左侧下行，注入半奇静脉或奇静脉。

★5. 胸导管（thoracic duct）　起自乳糜池（cisterna chyli），最后注入左静脉角。胸导管上段和下段与纵隔胸膜相贴，故胸导管损伤伴有纵隔胸膜破损时引起左侧乳糜胸或右侧乳糜胸。

6. 胸交感干（thoracic sympathetic trunk）　位于脊柱两侧，借白交通支（white communicant ramus）和灰交通支（grey communicant ramus）与肋间神经相连。每侧交感干有10~12个胸神经节（thoracic ganglia）。内脏大神经（greater splanchnic nerve）由第6~9胸神经节穿出的节前纤维构成，穿膈脚终于腹腔神经节。内脏小神经（lesser splanchnic nerve）由第10~12胸神经节穿出的节前纤维构成，穿膈脚终于主动脉肾节。

◀ 四、纵隔间隙

纵隔各器官和结构之间含有丰富的疏松结缔组织。纵隔间隙与颈部和腹部的间隙相通，故颈部的渗血和感染可向下蔓延至纵隔，纵隔气肿的气体可向上扩散至颈部，纵隔的渗血和感染可向下蔓延至腹部。

（一）胸骨后间隙

胸骨后间隙（retrosternal space）位于胸骨和胸内筋膜之间。该间隙的炎症可向膈蔓延，甚至穿膈扩散至腹部。

（二）气管前间隙

气管前间隙（pretracheal space）位于上纵隔，在气管和气管杈与主动脉弓之间，向上与颈部的气管前间隙相通。

（三）食管后间隙

食管后间隙（retroesophageal space）位于后纵隔，食管与胸内筋膜之间。向上与咽后间隙相通，向下与心包与食管之间的疏松结缔组织相续，并通过膈的潜在性裂隙与腹膜后隙相通。

◀五、纵隔淋巴结

纵隔淋巴结（mediastinal lymph nodes）较多，主要有纵隔前淋巴结和纵隔后淋巴结。

第7节 临床病例分析参考答案

病例 3-1

问题（1）参考答案：左乳房外上象限的大部分癌细胞可经淋巴转移至腋淋巴结，主要是胸肌淋巴结。

问题（2）参考答案：锁骨上淋巴结和尖淋巴结。

问题（3）参考答案：①当乳腺癌侵及浅淋巴管时，可使其收集范围内的淋巴回流受阻，发生淋巴水肿，乳房皮肤增厚，出现分布均匀的小凹呈橘皮样。②癌细胞侵入乳房后隙、胸肌深筋膜及胸肌间淋巴结就会使得整个乳房位置上提，乳头较对侧升高。

病例 3-2

问题（1）参考答案：可能是运动量增加，冠状动脉心肌供血不足或突然梗死心肌缺血引起的心肌缺血性梗死。

问题（2）参考答案：牵涉性痛。

问题（3）参考答案：会放射到左臂内侧。

病例 3-3

问题（1）参考答案：①动脉导管位于主动脉弓下缘与肺动脉干分叉处。②功能：其让大部分肺动脉血绕过未扩张的肺，直接进入主动脉。这种分流方式使得血液直接经过脐动脉进入胎盘进行血液成分交换。③在胎儿期为一连接左肺动脉与主动脉弓之间的血管。出生后动脉导管闭锁形成一条纤维结缔组织索：动脉韧带。动脉导管在出生后2个月内闭合，若逾期未闭合，即为动脉导管未闭，属先天性心脏病之一。

问题（2）参考答案：出生后，由于主动脉压高于肺动脉压，因此，动脉导管未闭时，血液由主动脉经动脉导管进入肺动脉。血液从处于高压的主动脉经动脉导管进入低压的肺动脉而形成的湍流，由此产生典型的、持续响亮的"机械性"杂音。

问题（3）参考答案：未闭的动脉导管较粗，分流至肺动脉血量大增，可引发肺血管疾病（如动脉硬化症），肺动脉的高阻力导致右心室及肺动脉压力升高，从而又反过来引起肺动脉的血液经动脉导管到主动脉的反流，即从右至左的分流。

问题（4）参考答案：主动脉弓左前方有一个三角形区，称动脉导管三角，动脉导管位于此三角内，是临床手术寻找动脉导管的标志。

病例 3-4

问题（1）参考答案：可能伤及心包和右心室，右心室破裂出血引起心包积血及心脏压塞。

问题（2）参考答案：心包内血液聚集会使心脏舒张及血液回流受限，血液循环障碍。上腔静脉血液淤积阻碍了头颈部血液回流，从而导致头颈部静脉淤血怒张。

问题（3）参考答案：刺伤左侧第4肋间近胸骨处，此处无胸膜覆盖，为心包裸区。因此，该处的损伤不会造成开放性气胸。

病例3-5

问题（1）参考答案：右主支气管较左主支气管粗、短、陡，因此异物易进入右主支气管。

问题（2）参考答案：右肺下叶支气管和右主支气管相延续，异物常易阻塞在下叶支气管的近端开口处，该处位于右肺中叶支气管开口的下方，因此异物阻塞常易造成右肺中、下叶的阻塞。

问题（3）参考答案：支气管的完全阻塞导致无气体进入，肺中的气体被肺泡吸收造成肺的无气状态而塌陷。

问题（4）参考答案：常见的右肺中、下叶支气管阻塞，使肺塌陷，肺组织密度增高。在X线片上，塌陷的右中、下肺叶呈现为密度均一的阴影。

问题（5）参考答案：肺叶的塌陷，使肺的体积缩小，心脏及纵隔就被健侧肺推向患侧，吸气时尤甚。此时，健侧的膈肌运动正常，而肺塌陷侧的膈肌抬高，运动明显减弱。

病例3-6

问题（1）参考答案：已经转移到了左侧支气管旁淋巴结。

问题（2）参考答案：支气管旁淋巴结肿大压迫左喉返神经，引起左侧声带肌麻痹而导致声音嘶哑。

问题（3）参考答案：癌细胞转移至左、右主支气管分叉处的气管支气管下淋巴结，肿大的淋巴结挤推气管杈所致。

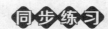

同步练习

一、选择题

1. 纵隔右侧面观可见的结构为
   A. 头臂干　　　　　B. 动脉导管三角　　　C. 奇静脉弓　　　D. 胸主动脉

2. 乳房外侧部和中央部的淋巴管主要注入：
   A. 中央淋巴结群　　B. 胸肌淋巴结群　　　C. 腋后淋巴结群　　D. 尖淋巴结群

3. 胸骨角
   A. 是两侧肋弓间夹角　　　　B. 剑突与肋弓间夹角　　　C. 两侧平对第二肋软骨
   D. 后方正对第4胸椎上缘

4. 奇静脉
   A. 于肺根下方注入上腔静脉　　B. 与腰升静脉间无吻合　　C. 收集全部肋间静脉血液
   D. 经肺根后上方注入上腔静脉

5. 心腔处于最后方的是
   A. 左心房　　　　　B. 右心室　　　　　C. 左心室　　　　　D. 右心房

6. 肋间神经
   A. 即第1~12对胸神经前支　　　B. 始终行于肋间隙中间
   C. 在腋前线处浅出移行为前皮支　　D. 与肋间后动、静脉伴行

7. 不参与构成胸壁的肌是
   A. 胸大肌　　　　　B. 胸小肌　　　　　C. 前锯肌　　　　　D. 腹横肌

8. 乳房

A. 位于胸部深筋膜内　　　B. 无小叶间隔　　　C. 位于胸壁浅筋膜内

D. 乳房后间隙位于胸大肌筋膜深面

9. 左侧喉返神经

A. 绕过锁骨下动脉返回　　　B. 与甲状腺下动脉伴行　　　C. 手术时较右侧易受损伤

D. 行于气管食管沟内

10. 不属于胸膜的危险区者

A. 锁骨上方和十二肋下　　　B. 右剑肋角　　　C. 前纵隔2~4肋间　　　D. 左剑肋角

二、名词解释

1. 胸骨角

2. 肋膈隐窝

3. 肺根

三、问答题

1. 试述胸部、胸腔及胸膜腔的区别。

2. 穿过膈的结构有哪些？各通过膈的什么部位？

3. 试述左、右肺根内的结构、排列关系及毗邻？

4. 上纵隔由前到后有哪些结构？

5. 简述心包斜窦的位置及临床意义？

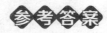

一、选择题

1.C　2.B　3.C　4.D　5.A　6.D　7.D　8.C　9.D　10.D

二、名词解释

1. 答：胸骨柄与体交接处，两侧连接第2肋软骨，是计数肋和肋间隙的标志，胸骨角平主动脉弓起始处、气管杈、左主支气管与食管交叉处和第4胸椎体下缘。

2. 答：为肋胸膜与膈胸膜转折处，在平静呼吸的深度约为5cm，是胸膜腔的最低部位，胸膜腔积液首先积聚于此。

3. 答：出入肺门的结构被结缔组织包绕，构成肺根。肺根内结构的排列自前而后为肺静脉、肺动脉、支气管。自上而下，左肺根内结构的排列为肺动脉、支气管、肺静脉，右肺根为支气管、肺动脉、肺静脉。

三、问答题

1. 答：胸部：胸部位于颈部和腹部之间，其上部两侧与上肢相连。胸部由胸壁、胸腔和胸腔内器官组成。

胸膜腔：胸膜的脏壁两层在肺根处相互转折移行所形成的一个密闭的潜在的腔隙，由紧贴于肺表面的胸膜脏层和紧贴于胸廓内壁的胸膜壁层所构成，左右各一，互不相通，腔内没有气体，仅有少量浆液，可减少呼吸时的摩擦，腔内为负压，有利于肺的扩张，有利于静脉血与淋巴液回流。

胸腔：由胸廓与膈围成，上界为胸廓上口，与颈部相连；下界以膈与腹腔分隔。胸腔内有中间的纵隔和左右两侧的肺以及胸膜腔。

2. 答：(1) 通过膈的主动脉裂孔的有：降主动脉、胸导管。

(2) 通过食管裂孔的有：食管、迷走神经前后干、来自肝后部的淋巴管和胃左动脉及静脉的食管支。

（3）通过腔静脉孔的有：下腔静脉、膈神经。

3. 答：（1）肺根内结构的排列自前而后为肺静脉、肺动脉、支气管；自上而下，左肺根内结构的排列为肺动脉、支气管、肺静脉，右肺根为支气管、肺动脉、肺静脉。

（2）左肺根的毗邻关系为：前方有左膈神经、心包膈动脉；后方有左迷走神经、胸主动脉；上方有主动脉弓；下方有肺韧带。

（3）右肺根的毗邻关系为：前方有右膈神经、心包膈动脉、上腔静脉、心包、右心房；后方有右迷走神经；上方有奇静脉弓；下方有肺韧带。

4. 答：胸腺，左右头臂静脉和上腔静脉，左右膈神经和迷走神经，左喉返神经，主动脉弓，及其3大分支，气管胸部，食管胸部，胸导管等。

5. 答：心包斜窦是心包腔在位于两侧肺上、下静脉，下腔静脉、左心房后壁与心包后壁之间的部分心包腔积液压常积聚于此而不易引流。

第4章 腹 部

1. 掌握 腹前外侧壁层次，腹股沟管及腹股沟三角的结构，腹主动脉的分支。

2. 熟悉 腹膜与腹、盆腔脏器的关系，肝门与肝蒂的概念，肝外胆道，肝门静脉的属支与收集范围，肾门、肾窦和肾蒂的概念，阑尾的体表投影点。

3. 了解 腹部的分区，大网膜和小网膜的特点，输尿管的分部，乳糜池的概念。

第1节 概 述

腹部（abdomen）是躯干的一部分，居于胸部和盆部之间，由腹壁、腹腔及腹腔内容物等组成。

一、境界与分区

（一）境界

上界：剑突和两侧肋弓下缘，经11、12肋游离缘直至第12胸椎棘突。

下界：耻骨联合上缘，两侧的耻骨嵴、耻骨结节、腹股沟襞、髂前上棘，循髂嵴至第5腰椎棘突。

★（二）分区

腹壁以两侧腋后线的延长线为界，分为前方的腹前外侧壁和后方的腹后壁。为了描述和确定腹腔脏器的位置，临床上常用两条水平线和两条垂直线将腹部分为九个区，即九分法：上水平线为经过两侧肋弓最低点（相当于第10肋）的连线，下水平线为经过两侧髂前上棘或髂结节的连线；两条垂直线分别通过左、右半月线（腹直肌外侧缘）或腹股沟中点。九个区是：上方的腹上区和左、右季肋区，中部的脐区和左、右腰区（外侧区），下方的腹下区和左、右腹股沟区（髂区）。

二、腹膜与腹、盆腔脏器的关系

★腹、盆腔脏器位于腹膜腔之外，依其被腹膜覆盖的情况分为三种：

1. **腹膜内位器官** 几乎完全被腹膜包被的器官称为腹膜内的器官，有胃、十二指肠上部、脾、空肠、回肠、盲肠、阑尾、横结肠、乙状结肠、卵巢和输卵管等。

2. **腹膜间位器官** 一半以上表面被腹膜覆盖的器官称为腹膜间位器官，有肝、胆囊、升结肠、降结肠、子宫、膀胱和直肠的上段等。

3. **腹膜外位器官** 仅一面被腹膜覆盖的器官称为腹膜外位器官，有肾、肾上腺、输尿管、胰、十二指肠的降部、水平位和升部以及直肠的下段等。这些器官大都紧贴腹后壁，故又称腹膜后位器官。

消化管有无腹膜被覆，在外科上有重要意义。腹膜的被覆使消化管在端－端吻合后不致出现遗漏，即达到水密（water-tight）效果。因此，处理好它们的无腹膜覆盖面，在消化道重建时是十分关键的步骤。

第2节　腹前外侧壁

在腹前外侧壁的不同部位，层次和结构有很大差异。外科手术时，在腹部不同部位做手术切口，必须熟悉其不同的层次和结构。

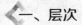 一、层次

（一）皮肤

腹前外侧壁皮肤的感觉神经分布虽有重叠现象，但仍具有明显的节段性，临床上常借皮肤感觉的缺失平面来初步估计脊髓或脊神经根的病变部位及外科手术所需的麻醉平面。

（二）浅筋膜

脐平面以下的浅筋膜分浅、深两层：浅层即含大量脂肪组织的 Camper 筋膜，向下与股部的浅筋膜相连续；深层为富含弹性纤维的膜性层即 Scarpa 筋膜，在中线处附于白线，向下附着于大腿阔筋膜，并与阴囊肉膜和会阴浅筋膜（Colles 筋膜）相续。

浅筋膜内含有丰富的浅血管、淋巴管和皮神经。脐平面以上的浅静脉和浅动脉均较细小，脐平面以下有两条较大的浅血管，即腹壁浅和旋髂浅血管。腹壁浅动脉（superficial epigastric artery）起自股动脉，越过腹股沟韧带中、内三分之一交界处向脐部上行。旋髂浅动脉（supemcial circumnex artery）发自股动脉，其发出部常较腹壁浅动脉高 1cm 左右，在浅筋膜浅、深两层之间行向髂前上棘。

腹壁的浅静脉是上、下腔静脉和肝门静脉之间重要的侧支吻合。在脐区，浅静脉通过附脐静脉与肝门静脉相交通，故肝门静脉高压时，肝门静脉的血液可返流向脐周静脉，呈现以脐为中心的放射状静脉曲张，形成"海蛇头"征。当上、下腔静脉之一有阻塞（高压）时，血液可取道另一腔静脉途径回流，呈现"纵行"的腹壁浅静脉曲张。

浅筋膜中的淋巴管在脐平面以上注入腋淋巴结，脐平面以下注入腹股沟浅淋巴结上群（近侧群），向深面亦可通过肝圆韧带内的淋巴管至肝门处的淋巴结。

★（三）肌层

腹前外侧壁的肌包括位于正中线两侧的腹直肌和位于外侧的腹外斜肌、腹内斜肌和腹横肌。

1. 腹直肌（rectus abdominis）　为上宽下窄的带形多腹肌。肌纤维被 3~5 个腱划（tendinousintersections）分隔，腱划与腹直肌鞘前层紧密愈合，与腹直肌鞘后层无愈合，可自由移动。

2. 腹外斜肌（obliquus externus abdominis）　为腹前外侧壁浅层的扁肌，肌纤维自外上向内下斜行，在腹直肌外侧缘、髂前上棘与脐连线以下移行为腱膜，张于髂前上棘至耻骨结节间的腱膜增厚，形成腹股沟韧带（inguinal ligament）。腹股沟韧带内侧端有小部分纤维由耻骨结节向下行外侧转折形成腔隙韧带（lacunar ligament，陷窝韧带）。后者继续向外侧延续，附于耻骨梳，构成耻骨梳韧带（pectineal ligament，Cooper 韧带），腹外斜肌腱膜在耻骨结节外上方有一个三角形的裂隙，即腹股沟管浅环（皮下环）。男性有精索，女性有子宫圆韧带通过；裂隙的外下部纤维的为外侧脚（lateral crus），止于耻骨结节；内下部纤维为内侧脚（medial crus），止

于耻骨联合。裂隙外下方连结两脚之间的纤维称脚间纤维（intercrural fibers），有防止两脚分离的作用。外侧脚有部分纤维经精索深面向内上方反折至腹白线，并与对侧的纤维相接，称反转韧带（reflected ligament）或 Colles 韧带，加强浅环的后界。

3. **腹内斜肌（obliquus internus abdominis）** 位于腹外斜肌的深面，肌纤维由外下斜向内上。

4. **腹横肌（transversus abdominis）** 为腹前外侧壁最深层的扁肌，肌纤维自后向前内侧横行。

（四）腹横筋膜

腹横筋膜（transverse fascia）位于腹横肌的深面，为腹内筋膜的一部分。

（五）腹膜外组织

腹膜外组织（extraperitoneal tissue）又称腹膜外脂肪或腹膜外筋膜，位于腹横筋膜与腹膜壁层之间。

（六）壁腹膜

腹膜外组织深面即壁腹膜。

（七）腹前外侧壁深层的血管和神经

1. **腹壁下动脉（inferior epigastric artery）** 在近腹股沟韧带中点内侧上方1cm左右处发自髂外动脉，在腹膜外组织内斜向上内，经半环线潜入腹直肌深面。

2. **旋髂深动脉（deep circumflex iliac artery）** 约与腹壁下动脉同一水平发自髂外动脉，在腹膜外组织内沿腹股沟韧带外侧半的深面斜向外上方，经髂前上棘内侧，行向髂嵴前部的上缘。

★ 3. **髂腹下神经（iliohypogastric nerve）** 起自第12胸神经和第1腰神经的前支，由腹膜后间隙进入腹横肌与腹内斜肌之间前行，分支支配此二肌。

★ 4. **髂腹股沟神经（ilioinguinal nerve）** 起自第1腰神经前支，位于髂腹下神经下方，进入腹股沟管，穿过腹股沟管浅环后分布于股部上内侧面、阴囊或大阴唇皮肤。

★ 5. **生殖股神经（genitofemoral nerve）** 发自第1、2腰神经的前支，由腰大肌前方穿出后，沿腰大肌前面下行，至髂总血管外侧分为股支和生殖支。

◀ 二、局部结构

★（一）腹直肌鞘

腹直肌鞘（sheath of rectus abdominis）是包裹腹直肌和锥状肌的纤维组织，由3块扁肌的腱膜组成。

（二）腹白线和脐环

腹白线亦称白线（linea alba），由腹前外侧壁3层扁肌的腱膜在腹前正中线上互相交织而成，上宽下窄。在白线（特别是脐以上）神经，如腹膜外组织甚至腹膜壁层由此突腹白线的腱膜纤维在脐处环绕脐形成脐环（umbilical ring）。

★（三）腹股沟管

腹股沟管（inguinal canal）是男性精索或女性子宫圆韧带由腹膜外间隙斜穿腹前外侧壁至皮下而形成的一个潜在性裂隙，是腹前外侧壁的重要结构和薄弱部位。

腹股沟管位于腹股沟韧带内侧半上方1.5cm处，并与之平行，长约4~5cm，管有两口四壁：

腹股沟管内口又称深环或腹环，为腹横筋膜随精索向外突出而成的一个卵圆形裂隙，位于腹股沟韧带中点上方1.5cm处。从腹膜腔内看，即相当于腹股沟外侧窝，腹股沟斜疝则是疝囊由腹股沟外侧窝处经腹环突入腹股沟管而形成。

腹股沟管外口又称浅环或皮下环（superficial inguinal ring），为腹外斜肌腱膜在耻骨结节外上方的一个三角形裂隙，精索或子宫圆韧带由此穿入皮下。外口位于腹股沟三角内，其内面恰与腹股沟内侧窝相对应，若疝囊由此突出，即为腹股沟直疝。

腹股沟管前壁大部由腹外斜肌腱膜构成，仅其外上方有腹内斜肌最下部的肌纤维覆盖于精索前面，参与前壁的组成。腹股沟管后壁由腹横筋膜和联合腱构成，在其内下方接近外口处，尚有反转韧带参与。腹股沟管上壁由腹内斜肌和腹横肌的游离下缘（弓状下缘）及其延续的联合腱构成。腹股沟管下壁即腹股沟韧带。

腹股沟疝修补术时，根据情况可将腹内斜肌和腹横肌的弓状下缘及联合腱在精索之前缝合于腹股沟韧带（加强前壁的 Ferguson 法），亦可将它们在精索之后拉向下缝合于腹股沟韧带或耻骨梳韧带上（加强后壁的 Bassini 法）。

★（四）腹股沟三角

腹股沟三角（inguinal triangle），又称海氏（Hesselbach）三角，由腹直肌外侧缘、腹股沟韧带和腹壁下动脉围成。三角区内无腹肌，腹横筋膜又较薄弱，加之腹股沟管浅环也位于此区，因此是腹前外侧壁的一个薄弱部位。疝囊在腹股沟内侧窝处突出，推顶腹横筋膜等经腹股沟三角穿腹股沟管外口（皮下环），在精索后方突入皮下，甚至降至阴囊，即为腹股沟直疝。

第 3 节　结肠上区

结肠上区介于膈与横结肠及其系膜之间，主要有食管腹部、胃、肝、肝外胆道和脾等结构。十二指肠和胰虽大部分位于腹膜后隙，但为了叙述方便，并入结肠上区介绍。

一、食管腹部

食管腹部（abdominal part of esophagus）在第 10 胸椎高度、正中矢状面左侧 2~3cm 处穿膈食管裂进入腹腔，长 1~2cm，位于肝左叶的食管切迹处。食管右缘与胃小弯之间无明显界限，而左缘与胃底之间借贲门切迹明显分界。食管腹部前面有迷走神经前干经过，后面有迷走伸经后干走行，均由脏腹膜覆盖。动脉供应来自膈下动脉和胃左动脉的食管支。

二、胃

（一）位置与毗邻

胃（stomach）中度充盈时，大部分位于左季肋区，小部分位于腹上区。胃贲门在第 11 胸椎左侧，幽门在第 1 腰椎下缘右侧。活体胃的位置常因体位、呼吸以及胃内容物的多少而变化：胃前壁右侧份邻接左半肝，左侧份上部紧邻膈，下部接触腹前壁，此部移动性大，通常称为胃前壁的游离区。胃后壁隔网膜囊与胰、左肾上腺、左肾、脾、横结肠及其系膜相毗邻，这些器官共同形成胃床。

（二）网膜

★ 1. 大网膜（greater omentum）　连接于胃大弯与横结肠之间，呈围裙状下垂，遮盖于横结肠和小肠的前面，其长度因人而异。大网膜由四层腹膜折叠而成，前两层由胃前、后壁浆膜延续而成，向下伸至脐平面或稍下方，然后向后返折，并向上附着于横结肠，形成后两层。成人大网膜前两层和后两层通常愈着，遂使前两层上部直接由胃大弯连至横结肠，形成胃结肠韧带（gastrocolic ligament）。大网膜具有很大的活动性，当腹腔器官发生炎症时（如阑尾炎），大网膜能迅速将其包绕以限制炎症的蔓延。

2. **小网膜**（lesser omentum） 是连于膈、肝静脉韧带裂和肝门与胃小弯和十二指肠上部之间的双层腹膜。其左侧部主要从膈、肝静脉韧带裂连于胃小弯，称肝胃韧带（hepatogastric ligament）；右侧部从肝门连至十二指肠上部，称肝十二指肠韧带（hepatoduodenal ligament）。小网膜右侧为游离缘，其后方为网膜孔。

（三）血管与淋巴

1. **动脉** 来自腹腔干及其分支，先沿胃大、小弯形成两个动脉弓，再由弓上发出许多小支至胃前、后壁，在胃壁内进一步分支，吻合成网。

（1）胃左动脉（left gastric artery） 起于腹腔干，向左上方经胃胰襞深面至贲门附近，转向前下，在肝胃韧带内循胃小弯右下行，终支多与胃右动脉吻合。

（2）胃右动脉（right gastric artery） 起于肝固有动脉，下行至幽门上缘，转向左上，在肝胃韧带内沿胃小弯走行。

（3）胃网膜右动脉（right gastroepiploic artery） 发自胃十二指肠动脉，在大网膜前两层腹膜间沿胃大弯左行。

（4）胃网膜左动脉（left gastroepiploic artery） 起于脾动脉末端或其脾支，经胃脾韧带入大网膜前两层腹膜间，沿胃大弯右行。

（5）胃短动脉（short gastric arteries） 起于脾动脉末端或其分支，一般3~5支，经胃脾韧带至胃底前、后壁。

（6）胃后动脉（posterior gastric artery） 出现率约72%，大多1~2支，起于脾动脉或其上极支。上行于网膜囊后壁腹膜后方，经胃膈韧带至胃底后壁。

此外，左膈下动脉也可发1~2小支分布于胃底上部和贲门。这些小支对胃大部切除术后保证残留胃的血供有一定意义。

2. **静脉** 胃的静脉多与同名动脉伴行，均汇入肝门静脉系统。

3. **淋巴** 胃的淋巴管分区回流至胃大、小弯血管周围的淋巴结群，最后汇入腹腔淋巴结。

（四）神经

支配胃的神经有交感神经和副交感神经，还有内脏传入神经。

1. **交感神经** 胃的交感神经节前纤维起于脊髓第6~10胸节段，主要抑制胃的分泌和蠕动，增强幽门括约肌的张力，并使胃的血管收缩。

★ 2. **副交感神经** 胃的副交感神经节前纤维来自迷走神经。迷走神经前干下行于食管腹段前面，约在食管中线附近浆膜的深面，往胃贲门处分为肝支与胃前支。迷走神经后干在食管腹部右后方下行，至胃贲门处分为腹腔支和胃后支。通常可促进胃酸和胃蛋白酶的分泌，并增强胃的运动。

3. **内脏传入纤维** 胃的感觉神经纤维分别随交感、副交感神经进入脊髓和延髓。

◀ 三、十二指肠

（一）分部

可分为上部、降部、水平部和升部。

（二）十二指肠悬肌

十二指肠悬肌（suspensory muscle of duodenum）亦称十二指肠悬韧带或Treitz韧带，位于十二指肠上襞右上方深部，由纤维组织和肌组织构成，从十二指肠空肠曲上面向上连至右膈脚，有上提和固定十二指肠空肠曲的作用。

（三）血管

1. **动脉** 十二指肠血液供应主要来自胰十二指肠上前、后动脉及胰十二指肠下动脉。

2. **静脉** 多与相应动脉相伴行。

四、肝

★（一）位置、毗邻与体表投影

肝（liver）大部分位于右季肋区和腹上区，小部分位于左季肋区。

肝的体表投影可用三点作标志，第一点为右锁骨中线与第 5 肋相交处；第二点位于右腋中线与第 10 肋下 1.5cm 的相交处；第三点为左第 6 肋软骨距前正中线左侧 5cm 处。

（二）韧带

除前面已叙述的肝胃韧带和肝十二指肠韧带以外，由腹膜形成的肝的韧带还有镰状韧带、冠状韧带和左、右三角韧带。

（三）肝门与肝蒂

肝的脏面较凹陷，有左纵沟（由静脉韧带裂和肝圆韧带裂组成）、右纵沟（由腔静脉沟和胆囊窝组成）和介于两者之间的横沟，三条沟呈"H"形。横沟亦称肝门（porta hepatis）或第一肝门，有肝左、右管，肝门静脉左、右支和肝固有动脉左、右支、淋巴管及神经等出入。这些出入肝门的结构总称肝蒂（hepatic pedicle），走行于肝十二指肠韧带内。在肝门处，一般肝左、右管在前，肝固有动脉左、右支居中，肝门静脉左、右支在后。

五、肝外胆道

肝外胆道由肝左、右管、肝总管、胆囊和胆总管组成。

★（一）胆囊

胆囊（gallbladder）是呈梨形的囊状器官，可储存和浓缩胆汁。它借疏松结缔组织附着于肝脏面的胆囊窝内。胆囊分底、体、颈、管四部。

胆囊的动脉称胆囊动脉 cystic artery，常于胆囊三角（Calot 三角）内起自肝右动脉。该三角由胆囊管、肝总管和肝下面三者所组成。

（二）肝管、肝总管及胆总管

1. **肝管（hepatic duct）** 肝左、右管在肝门处汇合成肝总管。

2. **肝总管（common hepatic duct）** 其上端由肝左、右管合成，下端与胆囊管汇合成胆总管。

3. **胆总管（common bile duct）** 一般长 7~8cm，直径 0.6~0.8cm。若其直径超过 1cm 时，可视为病理状态。

六、胰

（一）位置、分部与毗邻

胰（pancreas）位于腹上区和左季肋区，横过第 1、2 腰椎前方。通常将胰分为头、颈、体、尾 4 部分，其间并无明显的界限。

1. **胰头（head of pancreas）** 位于第 2 腰椎的右侧，是胰最宽大的部分，被十二指肠从上方、右侧和下方"C"形环绕。

2. **胰颈（neck of pancreas）** 是胰头与胰体之间较狭窄的部分，宽 2~2.5cm。

3. **胰体（body of pancreas）** 较长，位于第 1 腰椎平面，脊柱前方。

4. **胰尾（tail of pancreas）** 是胰左端的狭细部分，末端达脾门。

七、脾

（一）位置

脾（spleen）位于左季肋区的肋弓深处。

（二）韧带

脾有 4 条韧带与邻近器官相连：胃脾韧带、脾肾韧带、膈脾韧带、脾结肠韧带。

（三）血管

1. **脾动脉（splenic artery）** 多起自腹腔干。

2. **脾静脉（splenic vein）** 脾静脉沿途收纳胃短静脉、胃网膜左静脉、胃后静脉、肠系膜下静脉及来自胰的一些小静脉，向右达胰颈处与肠系膜上静脉汇合成肝门静脉。

八、肝门静脉

（一）组成和类型

★肝门静脉（hepatic portal vein）通常主要由肠系膜上静脉与脾静脉在胰颈的后方汇合而成。

（二）位置

肝门静脉自胰颈的后方上行，通过十二指肠上部的深面后进入肝十二指肠韧带。

（三）属支与收集范围

肝门静脉的属支主要有肠系膜上静脉、脾静脉、肠系膜下静脉、胃左静脉、胃右静脉、胆囊静脉和附脐静脉。

第4节　结肠下区

结肠下区位于横结肠及其系膜与小骨盆上口之间，此区内有空肠、回肠、盲肠、阑尾及结肠等脏器。

一、空肠及回肠

（一）位置与形态结构

结肠下区的大部被空肠（jejunum）及回肠（ileum）占据，两者间无明显分界。一般近侧的 2/5 为空肠，盘曲于结肠下区的左上部；远侧的 3/5 为回肠，位于结肠下区的右下部，并垂入盆腔。

（二）肠系膜

肠系膜（mesentery）将空、回肠悬附于腹后壁，其在腹后壁附着处称肠系膜根（radix ofmesentery）。肠系膜根从第 2 腰椎左侧斜向右下，止于右骶髂关节前方，长约 15cm。

（三）血管、淋巴及神经

1. **动脉** 空、回肠的动脉来自肠系膜上动脉。肠系膜上动脉（superior mesenteric artery）多在第 1 腰椎水平起于腹主动脉前壁。

2. **静脉** 空、回肠静脉与动脉伴行，汇入肠系膜上静脉。肠系膜上静脉伴行相应动脉右侧上行，在胰颈后方与脾静脉汇合，形成肝门静脉。

3. **淋巴** 小肠淋巴管伴血管走行，注入肠系膜淋巴结，输出管注入腹腔干周围的腹腔淋巴结，最后汇合成肠干注入乳糜池。

4. **神经**　空、回肠接受交感和副交感神经双重支配，同时有内脏感觉神经分布，来自腹腔丛和肠系膜上丛，沿肠系膜上动脉及其分支到肠壁。

二、盲肠和阑尾

（一）盲肠

盲肠（cecum）为大肠的起始部，居右髂窝，一般长 6~7cm，盲肠左侧接回肠末端，后内侧壁有阑尾附着（三者合称为回盲部）。

★（二）阑尾

阑尾（vetmiform appendix）一般位于右髂窝内。阑尾根部附于盲肠后内侧壁、三条结肠带的会合点。其体表投影在脐至右髂前上棘连线的中外 1/3 交界处，称（McBurney）点；也可用左、右髂前上棘的连线的中右 1/3 交界处 Lanz 点作为投影点，阑尾炎时投影点常有明显压痛。国人阑尾常见的位置包括：回肠前位、盆位、盲肠后位、回肠后位、盲肠下位。阑尾动脉（appendicular artery）起于回结肠动脉或其分支盲肠前、后动脉，入阑尾系膜内，沿其游离缘走行，分支分布于阑尾。

三、结肠

（一）分部、位置及毗邻

结肠按其行程和部位分为升结肠、横结肠、降结肠和乙状结肠 4 部分。

1. **升结肠（ascending colon）**　是盲肠的延续，沿腹腔右外侧区上行，至肝右叶下方转向左前下方移行于横结肠，移行所形成的弯曲称结肠右曲，升结肠长 12~20cm，升结肠一般为腹膜间位。

2. **横结肠（transverse colon）**　于结肠右曲开始，向左呈下垂的弓形横过腹腔中部，至脾前端下极处折转下行续于降结肠，长 40~50cm，弯曲处称结肠左曲。横结肠为腹膜内位器官。

3. **降结肠（descending colon）**　始于结肠左曲，沿腹腔左外侧贴腹后壁向下，至左髂嵴水平续于乙状结肠，长 25~30cm。降结肠属腹膜间位。

4. **乙状结肠（sigmoid colon）**　自左髂嵴起自降结肠至第 3 骶椎续于直肠，长约 40cm，乙状结肠属腹膜内位器官。

（二）血管

1. **动脉**　结肠的血供有起于肠系膜上动脉的回结肠动脉、右结肠动脉和中结肠动脉，以及起于肠系膜下动脉的左结肠动脉和乙状结肠动脉。

（1）回结肠动脉（ileocolic artery）　是肠系膜上动脉右侧的最下一条分支，分别供应盲肠、阑尾、回肠末段与升结肠的下 1/3。

（2）右结肠动脉（right colic artery）　在回结肠动脉上方发自肠系膜上动脉，行走在壁腹膜后方。

（3）中结肠动脉（middle colic artery）　在胰颈下缘发自肠系膜上动脉，供应横结肠，并分别与左、右结肠动脉吻合。

（4）左结肠动脉（left colic artery）　是肠系膜下动脉的最上一条分支，起于肠系膜下动脉距根部 2~3cm 处。

（5）乙状结肠动脉（sigmoid arteries）　起于肠系膜下动脉，供应乙状结肠。

2. **静脉**　结肠静脉基本与动脉伴行。

（三）淋巴

结肠的淋巴管穿出肠壁后沿血管行走，行程中有四组淋巴结：结肠壁上淋巴结、结肠旁淋巴结、中间淋巴结、肠系膜上、下淋巴结。右半结肠的淋巴大部汇入肠系膜上淋巴结，左半结肠的淋巴大部汇入肠系膜下淋巴结。肠系膜上、下淋巴结的输出管直接或经腹腔干根部的腹腔淋巴结汇入肠干。

第 5 节　腹膜后隙

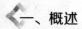 一、概述

腹膜后隙（retroperitoneal space）位于腹后壁，介于腹后壁腹膜与腹内筋膜之间，上起膈、下至骶骨岬，两侧向外连于腹膜外筋膜。

二、肾

（一）位置与毗邻

★1. 位置　肾（kidney）位于脊柱的两侧、贴附于腹后壁，由于肝右叶的存在，右肾低于左肾1~2cm（约半个椎体）。肾门的体表投影：在腹前壁，位于第9肋前端，在腹后壁位于第12肋下缘与竖脊肌外缘的交角处，此角称脊肋角或肾角。肾病变时，此处常有压痛或叩击痛。

★（二）肾门、肾窦和肾蒂

1. **肾门**　肾内缘中部凹陷处称为肾门（renal hilum），有肾血管、肾盂以及神经和淋巴管等出入。

2. **肾窦**　由肾门深入肾实质所围成的腔隙称肾窦（renal sinus）。

3. **肾蒂**　由出入肾门的肾血管、肾盂、神经和淋巴管等结构组成。肾蒂（renal pedicle）内主要结构的排列规律是：由前向后为肾静脉、肾动脉和肾盂；由上向下为肾动脉、肾静脉和肾盂。

（三）肾血管与肾段

1. **肾动脉和肾段**　肾动脉（renal artery）多平对第1~2腰椎间盘高度起自腹主动脉侧面。肾动脉入肾门之前，多分为前、后两干，由前、后干再分出段动脉，包括上段动脉、上前段动脉、下前段动脉和下段动脉和后段动脉。每一段动脉供给的肾实质区域，称为肾段（renal segment）。因此，肾段共有5个，即上段、上前段、下前段、下段和后段。

2. **肾静脉**　肾内的静脉与肾内动脉不同，有广泛吻合，无节段性。

（四）淋巴及神经

1. **淋巴**　肾内淋巴管分浅、深两组。浅组位于肾纤维膜深面，引流肾被膜及其肾脂肪囊的淋巴。深组位于肾内血管周围，引流肾实质的淋巴。浅、深两组淋巴管相互吻合，在肾蒂处汇合成较粗的淋巴管，最后汇入腰淋巴结。

2. **神经**　肾接受交感神经和副交感神经双重支配，同时有内脏感觉神经。

★（五）被膜

肾的被膜有三层，由外向内依次为肾筋膜、脂肪囊和纤维囊。

三、输尿管腹部

输尿管（ureter）左、右各一，位于腹膜后隙，脊柱两侧，是细长富有弹性的管状器官。输尿管上端起自肾盂，下端终于膀胱，全长为 25~30cm。根据部位输尿管可分为 3 部：①腹部（腰段），从肾盂与输尿管交界处至跨越髂血管处；②盆部（盆段），从跨越髂血管处至膀胱壁；③壁内部（膀胱壁段），斜行穿膀胱壁，终于膀胱黏膜的输尿管口。

输尿管腹部的血液供应是多源性的：其上部由肾动脉和肾下极动脉的分支供应；下部由腹主动脉、睾丸（卵巢）动脉、第 1 腰动脉、髂总动脉和髂内动脉等分支供应。

四、肾上腺

肾上腺（suprarenal gland）为成对的内分泌器官，位于脊柱的两侧，平第 11 胸椎高度。左侧肾上腺为半月形，右侧为三角形，肾上腺紧贴肾的上端，与肾共同包在肾筋膜内。

肾上腺的动脉有上、中、下 3 支，分布于肾上腺的上、中、下 3 部。肾上腺上动脉发自膈下动脉；肾上腺中动脉发自腹主动脉；肾上腺下动脉发自肾动脉。

五、腹主动脉

腹主动脉（abdominal aorta）又称主动脉腹部，在第 12 胸椎下缘前方略偏左侧，经膈的主动脉裂孔进入腹膜后隙，沿脊柱的左前方下行，至第 4 腰椎下缘水平分为左、右髂总动脉。腹主动脉在腹前壁的体表投影：从胸骨颈静脉切迹至耻骨联合上缘连线的中点以上 2.5cm 处开始，向下至脐左下方 2cm 处，一条宽约 2cm 的带状区。腹主动脉下端在腹前壁的体表投影为两侧髂嵴最高点连线的中点。其分支包括：

（一）不成对的脏支

★ 1. **腹腔干（celiac trunk）** 为一短干，平均长 2.45cm，在膈主动脉裂孔的稍下方（平第 1 腰椎水平）发自腹主动脉前壁。

2. **肠系膜上动脉（superior mesenteric artery）** 在腹腔干的稍下方发自腹主动脉前壁，起点多在第 1 腰椎水平。

3. **肠系膜下动脉（inferior mesenteric artery）** 在第 3 腰椎水平发自腹主动脉的前壁，在后腹壁腹膜深面行向左下方。

（二）成对的脏支

1. **肾上腺中动脉（middle suprarenal artery）** 在肾动脉上方、平第 1 腰椎高度起自腹主动脉侧壁，向外经膈的内侧脚至肾上腺中部

2. **肾动脉（nal artery）** 多在第 2 腰椎平面、肠系膜上动脉起点稍下方发自腹主动脉的侧壁。

3. **睾丸（卵巢）动脉〔testicular（ovarian）artery〕** 在肾动脉起点平面稍下方，起自腹主动脉的前外侧壁，下行一段距离后与同名静脉伴行，在腹膜后隙斜向外下方，越过输尿管前方。睾丸动脉经腹股沟管深环穿过腹股沟管，分布至睾丸；卵巢动脉在小骨盆上缘处经卵巢悬韧带，分布于卵巢。

（三）壁支

1. **膈下动脉（inferior phrenic artery）** 为 1 对，在膈主动脉裂孔处，由腹主动脉的起始处发出，向上分布于膈的腰部。

2. **腰动脉（lumbar arteries）** 通常为 4 对，由腹主动脉后壁的两侧发出，垂直向外横行。

3. **骶正中动脉（median sacral artery）** 为 1 支，多起自腹主动脉分叉处的后上方 0.2~0.3cm 处，经第 4~5 腰椎、骶骨及尾骨的前面下行，并向两侧发出腰最下动脉。

六、下腔静脉

下腔静脉（inferior vena cava）由左、右髂总静脉汇合而成，汇合部位多平第5腰椎（68.2%），少数平第4腰椎（31.8%）。下腔静脉收集下肢、盆部和腹部的静脉血。下腔静脉在脊柱的右前方，沿腹主动脉的右侧上行，经肝的腔静脉沟、穿膈的腔静脉孔，最后开口于右心房。下腔静脉的属支有髂总静脉、右睾丸（卵巢）静脉、肾静脉、右肾上腺静脉、肝静脉、膈下静脉和腰静脉，大部分属支与同名动脉伴行。

七、乳糜池

★ 乳糜池（cistema chyli）位于第1腰椎体前方，腹主动脉的右后方，有时在腹主动脉与下腔静脉之间，其上端延续为胸导管，向上经膈的主动脉裂孔进入胸腔。肠干和左、右腰干汇入乳糜池。

八、腰交感干

腰交感干（lurebar sympathetic trunk）由3或4个神经节和节间支构成，位于脊柱与腰大肌之间，表面被椎前筋膜覆盖，上方连于胸交感干，下方延续为骶交感干。左、右腰交感干之间有横向的交通支。

第6节 临床病例分析参考答案

病例 4-1

问题（1）参考答案：①纵切口：正中切口、旁正中切口、经腹直肌切口、腹直肌旁切口；②斜切口：肋缘下斜切口、麦氏（阑尾）切口、其他斜切口；③横切口：上腹部横切口、下腹部横切口、一侧横切口；④胸腹联合切口。

问题（2）参考答案：做旁腹直肌切口会切断支配该肌的神经和血管，易造成术后腹直肌瘫痪，致腹前壁肌张力下降，可能出现术后切口疝。

问题（3）参考答案：用左侧经腹直肌切口较合适。经过的层次为：皮肤→浅筋膜→腹直肌鞘前层→腹直肌→腹直肌鞘后层→腹横筋膜→腹膜外筋膜→壁腹膜。

病例 4-2

问题（1）参考答案：①腹股沟管管有两口四壁：腹股沟管内口，又称深环或腹环，为腹横筋膜随精索向外突出而成的一个卵圆形裂隙；腹股沟管外口，又称浅环或皮下环，为腹外斜肌腱膜在耻骨结节外上方的一个三角形裂隙；腹股沟管前壁，大部由腹外斜肌腱膜构成，仅其外上方有腹内斜肌最下部的肌纤维覆盖于精索前面，参与前壁的组成。腹股沟管后壁，由腹横筋膜和联合腱构成，在其内下方接近外口处，尚有反转韧带参与。腹股沟管上壁，由腹内斜肌和腹横肌的游离下缘（弓状下缘）及其延续的联合腱构成。腹股沟管下壁，即腹股沟韧带。②腹股沟三角，又称海氏（Hesselbach）三角，由腹直肌外侧缘、腹股沟韧带和腹壁下动脉围成的三角形区域。

问题（2）参考答案：鉴别主要从以下几个方面①发病年龄：斜疝多见于儿童及青壮年；直疝多见于老年人。②疝突出途径：斜疝是经腹股沟管突出，可进入阴囊（或大阴唇皮下）；直疝是由直疝三角突出，不进入阴囊。③疝块外形：斜疝的疝块为椭圆或梨形，上部呈蒂柄状；直疝的疝块为半球形，基底较宽。④回纳疝块后压住疝环：斜疝可不再突出；直疝的疝块仍可突出。⑤精索与疝囊的关系：斜疝发生时，精索在疝囊后方；直疝者精索是在疝囊的前外方。⑥疝囊颈与腹壁下动脉的关系：斜疝的疝囊颈在腹壁下动脉外侧；直疝的疝囊颈在腹壁下动脉的内侧。

⑦嵌顿机会：斜疝发生疝嵌的机会较多；直疝发生嵌顿的机会极少。

问题（3）参考答案：与睾丸的下降有关。睾丸下降后留下的潜在性通道是疝内容物突出的通道。在腹内压增加时疝内容物（主要为肠管）从腹壁下动脉外侧的腹股沟管深环突出，经过腹股沟管，再穿出腹股沟管的浅环，进入阴囊（或大阴唇皮下）所形成的疝，即腹股沟斜疝。

问题（4）参考答案：三层：精索外筋膜；提睾肌及筋膜；精索内筋膜。

问题（5）参考答案：髂腹股沟神经及生殖股神经的生殖支。

病例 4-3

问题（1）参考答案：门静脉回流受阻，门脉压力增大，门腔静脉吻合血流增大，吻合部位的静脉丛变粗大弯曲，静脉丛易破裂导致出血；侧支吻合主要有①胃底、食管下段（食管静脉丛）形成肝门静脉-上腔静脉间吻合；②直肠下段、肛管（直肠静脉丛）形成肝门静脉-下腔静脉间吻合；③腹壁（脐周静脉丛）形成肝门静脉-上腔或下腔静脉间的吻合。

问题（2）参考答案：出现腹水及脾肿大是由于门静脉高压、脾、胃肠静脉淤血致低蛋白血症、内分泌失调、淋巴回流障碍等原因所导致。

病例 4-4

问题（1）参考答案：右半肝大部分、胆囊、结肠右曲、右肾。

问题（2）参考答案：可能是胆囊的病变（如胆结石、胆囊炎等）。

问题（3）参考答案：某些内脏器官病变时，在体表一定区域产生感觉过敏或疼痛感觉的现象，称为牵涉痛。引起牵涉痛的两种机制：①会聚学说：此学说认为由于内脏和体表的痛觉传入纤维在脊髓同一水平的同一个神经元会聚后再上传至大脑皮质，由于平时疼痛刺激多来源于体表，因此大脑依旧习惯地将内脏痛误以为是是体表痛，于是发生牵涉痛；②易化学说：此学说认为内脏传入纤维的侧支在脊髓与接受体表痛觉传入的同一后角神经元构成突触联系，从患痛内脏来的冲动可提高该神经元的兴奋性，从而对体表传入冲动产生易化作用，使微弱的体表刺激成为致痛刺激产生牵涉痛。目前认为牵涉痛的发生与这两种机制都有关。

病例 4-5

问题（1）参考答案：多见是阑尾，可能是盲肠、回肠和右侧中下部输尿管结石的病变，女性还有可能是可侧输卵管病变。

问题（2）参考答案：开始于脐周和上腹部，开始痛不严重，位置不固定，呈阵发性，系阑尾管腔阻塞后扩张、收缩引起的内脏神经反射性疼痛。数小时（6~8h）后，腹痛转移并固定在右下腹，呈持续性，这是阑尾炎症侵及浆膜，壁层腹膜受到刺激引起的体神经定位疼痛。70%~80%转移性，也有一开始就表现右下腹痛。

问题（3）参考答案：这是壁腹膜受到炎症刺激的一种防御反应，常提示阑尾炎已经发展到脓肿，坏疽，或穿孔的阶段；反跳痛是腹肌在回弹时牵拉了有炎症的壁腹膜所致。

问题（4）参考答案：①麻醉成功后，患者取平卧位，常规消毒铺巾。②取右下腹麦氏切口，长约 3 cm，依次切开皮肤、皮下组织、腹外斜肌腱膜，止血钳交替分开腹内斜肌、腹横肌，直达腹膜，用纱布保护切口，止血钳将腹膜提起，组织剪剪开腹膜，并将腹膜切缘提起外翻与保护切口的纱布以直钳钳夹固定。③进腹探查。④提起阑尾，暴露根部，分束分开、结扎离断阑尾系膜，直至根部，在靠近根部以弯钳轻轻压榨阑尾，再将弯钳向阑尾尖端方向移动约 0.5 cm，以 7 号丝线结扎，在弯钳与结扎线之间切断阑尾，残端以碘酒、酒精和生理盐水处理。在盲肠浆肌层距阑尾根部约 0.5 cm 处做一荷包缝合，收紧缝线的同时将阑尾残端包埋，包埋欠满意，再行浆肌层"8"字缝合，加固包埋残端。⑤用纱布吸除腹腔内渗液，确认术野无活动性出血，清点器械、纱布无误，逐层关腹。⑥切除标本送病理检查。术中需要保护髂腹下神经和迷走神经。

问题（5）参考答案：髂腹下神经。从腰大肌上部外侧缘穿出，于肋下神经下方并与其平行，在腰方肌腹侧，髂嵴上方，穿腹横肌腱膜，经腹横肌和腹内斜肌之间，分为前皮支（腹下支）和外侧皮支（髂支）。髂腹下神经损伤后可导致患侧相关肌张力低下，易致腹股沟直疝的发生。

病例 4-6

问题（1）参考答案：位置：位于腹后壁，胃的后方，横置于腹上区和左季肋区，平对第1-2 腰椎体；毗邻：胰的前面隔网膜囊与胃相邻，后方有下腔静脉、胆总管、肝门静脉和腹主动脉等重要结构，胰头被十二指肠环抱，左端抵达脾门，前方有胃、横结肠和大网膜等遮盖；临床意义：由于胰的位置较深，胰病变时，在早期腹壁体征往往不明显，从而增加了诊断的困难性。胰头后方有门静脉起始部和肠系膜上动静脉以及胆总管，胰头肿大时，可造成压迫，产生一系列症状。

问题（2）参考答案：根据胰腺肿瘤的位置分胰头肿瘤（占 60%~70%）、胰体肿瘤（占20%~30%）胰尾肿瘤（占 5%~10%）、全胰肿瘤（5%）。

问题（3）参考答案：常见的转移部位是胰上、下淋巴结及脾淋巴结→腹腔淋巴结转。也可能转移至幽门淋巴结或肠系膜上淋巴结等。

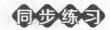

一、选择题

1. 胃

    A. 在中等充盈时，位于右季肋区   B. 分为胃弯、胃体和胃窦

    C. 胃入口称幽门，出口称贲门   D. 角切迹将胃窦分为幽门窦和幽门管

    E. 幽门窦与幽门管之间有中间沟

2. 十二指肠

    A. 为腹膜外位器官   B. 全部由腹腔干分支供血   C. 只接受胃液和胆汁注入

    D. 呈"C"形包绕胰头   E. 以上全错

3. 对十二指肠悬肌（Treiz 韧带）的描述，何者错误

    A. 由横纹肌、平滑肌和结缔组织构成   B. 上端起自膈的右脚

    C. 下端附于十二指肠空肠曲   D. 是区分十二指肠水平部与升部的标志

    E. 对十二指肠空肠曲有悬吊、固定的作用

4. 阑尾根部的体表投影是

    A. 脐与右髂前上棘连线的中、外 1/3 交点处   B. 脐与右髂前上棘连线的中、内 1/3 交点处

    C. 脐与右髂前下棘连线的中、外 1/3 交点处   D. 两侧髂前上棘连线中点处

    E. 两侧髂结节连线的中右 1/3 交点处

5. 阑尾

    A. 是腹膜间位器官   B. 没有系膜   C. 以回肠后位多见

    D. 结肠带是找阑尾的标志   E. 由腹腔干供血

6. 肝的上界在右锁骨中线相交于

    A. 第 5 肋   B. 第 6 肋间隙   C. 第 4 肋

    D. 第 4 肋间隙   E. 第 6 肋

7. 肝门

    A. 出肝门的结构是门静脉   B. 入肝门的结构是肝管

    C. 出第二肝门的结构是下腔静脉   D. 入第二肝门的结构是肝静脉

E. 以上都不对

8. 对肝外胆道的描述，何者错误
   A. 左、右肝管汇合成肝总管
   B. 胆囊管参与围成胆囊三角
   C. 胆总管位于肝固有动脉的左侧
   D. 胆总管末端与胰管汇合成肝胰壶腹
   E. 胆囊颈内有螺旋襞

9. 胆囊三角由
   A. 肝左管、肝右管与肝的脏面围成
   B. 肝右管、胆囊管与尾状叶围成
   C. 肝总管、胆囊管与肝的脏面围成
   D. 胆总、肝总管与肝的下面围成
   E. 肝总管、门静脉与方叶围成

10. 腹膜间位器官有
    A. 胃
    B. 胰
    C. 直肠上段
    D. 阑尾
    E. 十二指肠降部

11. 十二指肠大乳头
    A. 位于十二指肠降部的前壁中份
    B. 是十二指肠纵襞下端的圆形隆起
    C. 距中切牙约 55cm
    D. 副胰管开口于大乳头
    E. 上述都不正确

12. 十二指肠球部
    A. 又称十二指肠上部，约长 2.5cm
    B. 其肠壁厚、管径大
    C. 黏膜面有丰富的环形皱襞
    D. 是溃疡和穿孔的好发部位
    E. 上述皆正确

13. 临床上确认空肠起始部的标志是
    A. 十二指肠上曲
    B. 十二指肠纵襞
    C. 十二指肠下曲
    D. 十二指肠升部
    E. 十二指肠悬韧带

14. 肝蒂内的结构不包括
    A. 肝左、右管
    B. 肝固有动脉左、右支
    C. 胆囊管
    D. 肝门静脉左、右支
    E. 淋巴管

15. 胆总管是由（　　）汇合而成
    A. 肝右管与肝左管
    B. 胆囊颈与肝总管
    C. 胆囊管与肝总管
    D. 肝总管与胰管
    E. 肝右管与肝总管

二、名词解释

1. 胆囊三角
2. 腹股沟三角
3. 网膜孔
4. 十二指肠悬肌
5. 肝蒂
6. 肾蒂

三、问答题

1. 简述胃的形态和分部。
2. 简述胆汁的产生及其排出途径。
3. 简述阑尾切除术中如何寻找阑尾？

4. 腹腔手术如何运用解剖学知识来区别结肠和小肠？

5. 简述胰的位置、分部及功能。

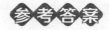

一、选择题

1.E　2.D　3.D　4.C　5.D　6.A　7.E　8.C　9.C　10.C　11.B　12.D　13.E　14.C　15.C

二、名词解释

1. 胆囊三角：该三角由胆囊管、肝总管和肝下面三者所组成，胆囊动常于胆囊三角 (Calot 三角) 内起自肝右动脉。

2. 腹股沟三角：腹股沟三角又称海氏 (Hesselbach) 三角，由腹直肌外侧缘、腹股沟韧带和腹壁下动脉围成。三角区内无腹肌，腹横筋膜又较薄弱，加之腹股沟管浅环也位于此区，因此是腹前外侧壁的一个薄弱部位。

3. 网膜孔：高度约在第 12 胸椎至第 2 腰椎的前方，成人可容 1~2 指通过。其上界为肝尾叶，下界为十二指肠上部，前界为肝十二指肠韧带，后界为覆盖在下腔静脉表面的腹膜。手术时，可将手或器械伸入孔内，进行暂时止血。

4. 十二指肠悬肌：十二指肠悬肌亦称十二指肠悬韧带或 Treitz 韧带，位于十二指肠上襞右上方深部，由纤维组织和肌组织构成，从十二指肠空肠曲上面向上连至右膈脚，有上提和固定十二指肠空肠曲的作用。

5. 肝蒂：肝的脏面较凹陷，有三条沟呈"H"形，横沟亦称肝门或第一肝门，有肝左、右管，肝门静脉左、右支和肝固有动脉左、右支、淋巴管及神经等出入，这些出入肝门的结构总称肝蒂，走行于肝十二指肠韧带内。在肝门处，一般肝左、右管在前，肝固有动脉左、右支居中，肝门静脉左、右支在后。

6. 肾蒂：由出入肾门的肾血管、肾盂、神经和淋巴管等结构组成，肾蒂内主要结构的排列规律是：由前向后为肾静脉、肾动脉和肾盂；由上向下为肾动脉、肾静脉和肾盂。

三、问答题

1. 答：胃的形态受体位、体形、年龄、性别和胃的充盈状态等多种因素的影响。胃在充盈时呈球囊形，在完全空虚时呈管状。胃分四部分，即贲门附近的部分为贲门部；贲门平面以上，向左上方膨出的部分为胃底；自胃底向下至角切迹处的中间大部分为胃体；胃体下界与幽门之间的部分为幽门部。

2. 答：胆汁由肝细胞产生后，经肝左管、肝右管输送到肝总管，胆囊管进入胆囊内贮存。进食后，尤其是进食高脂肪食物，在神经体液因素调节下，胆囊收缩，肝胰壶腹括约肌舒张，使胆汁自胆囊经胆囊管、胆总管、肝胰壶腹、十二指肠大乳头，排入十二指肠腔内。

3. 答：阑尾的位置一般常与盲肠一起位于右髂窝内，但变化较大。国人阑尾的位置以回肠后位和盲肠后位多见，由于结肠的三条结肠带均在阑尾根部集中，故沿结肠带向下追踪，手术中寻找阑尾的可靠的方法。

4. 答：结肠具有形态上的三个特征：结肠带、结肠袋、肠脂垂，小肠则没有。

5. 答：胰分为胰头、胰体、胰尾三部。胰位于腹后壁，其中胰头位于第二腰椎体的右前方，被十二指肠所包绕；胰体横位于第一腰椎体前方；胰尾行向左上方至左季肋区，触及脾门。胰具有内分泌和外分泌功能，其中内分泌分泌的胰岛素，可以调节血糖的浓度，外分泌部分泌的胰液促进消化功能。

第5章 盆部与会阴

1. **掌握** 骨盆腔的境界，膀胱（空虚时）、直肠的形态位置和毗邻，子宫的形态位置和毗邻，子宫动脉的起止、走行、分布及与输尿管的关系，前列腺的形态和毗邻，直肠的动脉分布及来源，盆内脏神经的起止、走行、终止神经节及节后纤维的分布。

2. **熟悉** 盆筋膜的区分、各部的位置和形成的结构，盆腔内的腹膜配布，输尿管的形态位置和毗邻，前列腺的形态位置和毗邻，卵巢的形态位置和毗邻，输卵管的形态位置和毗邻，男性尿道。

3. **了解** 盆部的血管、淋巴引流和神经，肛区，女性尿道。

第1节 概 述

盆部（pelvis）与会阴（perineum）位于躯干部的下部。盆部由盆壁、盆腔和盆腔内脏器组成。会阴是指盆膈以下封闭骨盆下口的全部软组织而言。

一、境界与分区

盆部以耻骨联合上缘、耻骨结节、耻骨嵴、耻骨梳、弓状线、骶翼前缘和骶岬连成环行界线为骨盆上界。盆部下界是以尾骨尖、耻骨联合下缘、坐骨结节、坐骨支、耻骨下支为界。骨盆下口以盆膈封闭，盆膈以下的所有软组织为会阴。

二、表面解剖

（一）体表标志

耻骨联合上缘、耻骨嵴和耻骨结节参与骨盆上口的围成，耻骨弓、坐骨结节及尾骨尖构成骨盆下口。

（二）体表投影

从髂前上棘与耻骨联合连线的中点至脐下 2cm 处，上 1/3 段为髂总动脉的投影，下 2/3 为髂外动脉的投影，上、中 1/3 交界点为髂内动脉的起点。

第2节 盆 部

一、骨盆整体观

★骨盆由两侧的髋骨及后方的骶、尾骨连接而成。骨盆被界线分为前上方的大骨盆（greater pelvis）（假骨盆）和后下方的小骨盆（lesser pelvis）（真骨盆）。女性小骨盆亦称产科骨盆。界线（erminal line）是由骶骨岬、弓状线、耻骨梳、耻骨嵴及耻骨联合上缘共同连成的环状线。小骨盆可分为骨盆上口、下口和骨盆腔，骨盆上口即界线；骨盆上、下口之间空间即为骨盆腔。

二、盆壁肌

盆壁内面覆盖有闭孔内肌和梨状肌。闭孔内肌位于盆侧壁的前份，肌束后成腱，出坐骨小孔至臀区。梨状肌位于盆侧壁后份，穿经坐骨大孔至臀部，与坐骨大孔之间形成梨状肌上孔和梨状肌下孔，其间有血管神经进出盆腔。

三、盆膈

盆膈（pelvic diaphragm）由肛提肌和尾骨肌及覆盖其上、下面的筋膜构成。上表面的筋膜称盆膈上筋膜（superior fascia of pelvic diaphragm），下面的筋膜称盆膈下筋膜（inferior fascia of pelvic diaphragm）。盆膈有支持和固定盆内脏器的作用，并可与腹肌，膈肌协同作用增加腹内压力。

（一）肛提肌

肛提肌（levator ani）为一四边形扁肌，左右对称，起于耻骨后面与坐骨棘之间的肛提肌腱弓（tendinous arch of levator ani），纤维行向内下，止于会阴中心腱、直肠壁、尾骨和肛尾韧带，左右联合成漏斗状。

按其纤维起止及位置可分为4部分：其前部肌束在男性夹持前列腺尖的两侧，称前列腺提肌（levator prostatae）；在女性该部则夹持尿道和阴道两侧，为耻骨阴道肌（pubovaginalis）；起自耻骨盆面的肌束位于其他部分的上方，后行绕过直肠肛管交界处的两侧和后方，与对侧肌纤维连接构成 "U" 形的耻骨直肠肌（puborectalis），它可牵拉直肠肛管后壁向前，有括约肛门的作用。起自肛提肌腱弓中、后份和坐骨棘盆腔面的为耻尾肌（pubococcygeus）和髂尾肌（iliococcygeus），均止于尾骨侧缘和肛尾韧带，有固定直肠的作用。

（二）尾骨肌

尾骨肌（coccygeus）呈三角形，位于肛提肌的后方，紧贴骶棘韧带的上面，起自坐骨棘盆腔面，止于尾骨和骶骨下部的侧缘。

四、盆筋膜

盆筋膜（pelvic fascia）分为盆壁筋膜和盆脏筋膜。

（一）盆壁筋膜

盆壁筋膜（parietal pelvic fascia）（盆筋膜壁层）覆盖盆壁的内面，向上与腹内筋膜相续。其中覆盖骶骨前面的部分称骶前筋膜，覆盖梨状肌内表面的部分称梨状肌筋膜，位闭孔内肌内表面的部分为闭孔筋膜。耻骨体盆腔面至坐骨棘间的闭孔筋膜呈线形增厚，称肛提肌腱弓为肛提肌和盆膈上、下筋膜的共同附着处。盆膈上筋膜：为覆盖在肛提肌和尾骨肌上面筋膜，前方和两侧附着于肛提肌腱弓，后方与梨状肌筋膜、骶前筋膜相续，在内脏器官穿过盆膈处与盆内脏筋膜相互融合。　盆膈下筋膜：为覆盖于肛提肌和尾骨肌下面的筋膜，其前部附着于肛提肌腱弓，后部与肛门外括约肌的筋膜相融合，参与构成坐骨直肠窝的内侧壁。

（二）盆脏筋膜

盆脏筋膜（visceral pelvic fascia）（盆筋膜脏层）为盆内脏器穿过盆膈和尿生殖膈时，盆壁筋膜呈鞘状包裹脏器形成。其中包裹前列腺的部分称前列腺鞘（fascial sheath of prostate）。包裹直肠的为直肠筋膜。在男性位于直肠与膀胱、前列腺、精囊及输精管壶腹之间呈冠状位的结缔组织隔，称直肠膀胱隔（rectovesical septum），在女性，此隔位于直肠与阴道之间，称直肠阴道隔。此隔上起直肠膀胱陷凹底部（女性为直肠子宫陷凹），下连盆底部，两侧附着于盆腔侧壁。

女性子宫颈和阴道上部的前方与膀胱底之间有膀胱阴道隔，阴道下段前壁与尿道之间还有尿道阴道隔。

五、盆筋膜间隙

★ 盆壁筋膜、盆脏筋膜与覆盖盆腔的腹膜之间的疏松结缔组织形成潜在的筋膜间隙，这些间隙有利于手术时分离脏器，也是脓血和渗液聚集的间隙。

（一）耻骨后隙

耻骨后隙（retropubic space）也称膀胱前隙，位于耻骨联合与膀胱之间，其间有大量疏松结缔组织充填。膀胱手术可经此间隙进行，可避免损伤腹膜。

（二）直肠系膜

直肠的周围存在大量的疏松结缔组织、脂肪、血管神经、淋巴管和淋巴结，这些包裹直肠的组织和结构称为直肠系膜（mesorectum）。直肠系膜外有一层无血管、呈网眼状的组织包裹直肠系膜，称为直肠系膜筋膜（mesorectum fascia）。

六、盆部的血管、淋巴引流和神经

（一）动脉

1. 髂总动脉（common iliac artery） 腹主动脉平第 4 腰椎下缘的左前方，分为左、右髂总动脉，沿腰大肌内侧斜向外下，至骶髂关节前方又分成髂内、外动脉。

2、髂外动脉（external iliac artery） 沿腰大肌内侧缘下行，穿血管腔隙至肌部。右髂外动脉起始部的前方有输尿管跨过，其外侧在男性有睾丸动、静脉及生殖股神经与之伴行，至其末段的前方有输精管越过。在女性，髂外动脉起始部的前方在卵巢动、静脉越过，其末段的前上方有子宫圆韧带斜向越过。髂外动脉近腹股沟韧带处发出腹壁下动脉和旋髂深动脉，后者向外上方贴髂窝走行，分布于髂肌和髂骨等。

3、髂内动脉（internal iliac artery） 为一短干，长约 4cm，于骶髂关节前方由髂总动脉分出后，斜向内下进入盆腔。其前外侧有输尿管越过，后方邻近腰骶干，髂内静脉和闭孔神经行于其内侧。主干行至坐骨大孔上缘处一般分为前、后两干，前干分支多至脏器，后干分支多至盆壁。髂内动脉按其分布，又可分为壁支与脏支。

（1）壁支

①闭孔动脉（obturator artery）起自前干，与同名静脉和神经伴行，沿盆侧壁经闭膜管至肌部，分布于邻近诸肌及髋关节。该动脉穿闭膜管前尚发出一耻骨支，与腹壁下动脉的耻骨支在耻骨上支后面吻合，有时吻合支粗大，形成异常的闭孔动脉，出现率占 17.95%，行经股环或腔隙韧带的深面，向下进入闭膜管。在施行股疝手术需切开腔隙韧带时，应特别注意有无异常的闭孔动脉，避免伤及，以防出血。

②臀下动脉（inferior gluteal artery）起自前干，多在第 2、3 骶神经之间，向下穿梨状肌下孔至臀部，分布于邻近结构。

（2）脏支

包括膀胱上动脉、膀胱下动脉、子宫动脉、直肠下动脉以及阴部内动脉等（各动脉的行程与分布，在盆内脏器及会阴部叙述）。

（二）静脉

髂内静脉（internal iliac vein）位于由盆内静脉会汇合而成，在骶髂关节前方与髂外静脉合成髂总静脉。它的属支一般均与同名动脉伴行。髂内静脉的属支分脏支和壁支，脏支多环绕各器官形成静脉丛，在男性有膀胱静脉丛、前列腺静脉丛及静脉丛；在女性除没有前列腺静脉丛外，还有子宫静脉丛、阴道静脉丛及卵巢静脉丛等。绝大多数的静脉均汇入髂内静脉，而直肠下静脉和肛静脉在直肠下部与门静脉系的属支直肠上静脉吻合，为门静脉高压症时的侧支循环途径之一。

（三）淋巴引流

盆部主要的淋巴结群有：

1. **髂外淋巴结**（external iliac lymph nodes） 沿髂外动脉后方及两侧排列，收纳腹股沟浅、深淋巴结的输出管，以及部分盆内脏器和腹前壁下部的淋巴。

2. **髂内淋巴结**（internal iliac lymph nodes） 沿髂内动脉及其分支排列，主要收纳盆内脏器、会阴及臀部等处的淋巴。位于髂内、外动脉间的闭孔淋巴结，还收纳子宫体下部及宫颈的淋巴。患宫颈癌时，此处淋巴结累及较早。

3. **骶淋巴结**（sacral lymph nodes） 沿骶正中动脉排列，收纳盆后壁及直肠的部分淋巴。
上述淋巴结的输出管注入髂总淋巴结。

4. **髂总淋巴结**（common iliac lymph nodes） 沿髂总动脉周围排列，通过接受髂外、髂内和骶淋巴结的输出管，收纳下肢、盆壁及盆内脏器的淋巴，然后注入左、右腰淋巴结。

（四）神经

盆部的神经一部分来自骶丛（sacral plexus）和尾丛（coccygeal plexus），另一部分来自内脏神经。腰丛的闭孔神经沿盆侧壁经闭膜管至股部。腰骶干及出骶前孔的骶神经前支组成粗大的骶丛，该丛位于盆侧壁后份的梨状肌前面，其分支经梨状肌、下孔出盆，分布于臀部、会阴及下肢。

盆部的内脏神经有：

1. **骶交感干**（sacral sympathetic trunk） 由腰交感干延续而来，沿骶前孔内侧下降，有3~4对骶交感节，至尾骨前方，两侧骶交感干互相联合，形成单一的奇神经节，又称尾神经节。

2. **上腹下丛**（superior hypogasic plexus） 又名骶前神经，发出的左、右腹下神经行至第3骶椎高度，与同侧的盆内脏神经和骶交感节的节后纤维共同组成左、右下腹下丛又称盆丛。该丛位于直肠两侧，其纤维随髂内动脉的分支分别形成膀胱丛、前列腺丛、子宫阴道丛和直肠丛等，分布于盆内脏器。

3. **盆内脏神经**（pelvic splanchnic nerve） 又名盆神经，较细小，共3支。分别来自第2~4对骶神经的前支。

◄ 七、盆腔内的腹膜配布

（一）男性盆腔内的腹膜及腹膜腔凹陷

盆腔内的腹膜是腹部腹膜的延续。壁腹膜自腹前壁向下入盆腔后，先覆盖膀胱上面、膀胱底上份、精囊和输精管，然后在直肠中段的前部、直肠上段的前面和两侧，向上延续乙状结肠系膜和腹后壁的腹膜。

1. **直肠膀胱陷凹**（rectovesical pouch） 在男性膀胱与直肠之间的腹膜返折形成，是男性腹膜腔的最低位。

2. **膀胱旁窝**（paravesical fossa） 位于膀胱与盆侧壁之间的腹膜延续处。

（二）女性盆腔内的腹膜配布、形成的结构与腹膜腔凹陷

腹膜自腹前壁经膀胱上面至膀胱底上缘后折返向上，覆盖于子宫体的前面、子宫底和子宫体后面，达阴道后穹和阴道上部的后面，再转向后上至直肠中段前面、直肠上段的前面和两侧，

向上包绕乙状结肠形成乙状结肠系膜。

★盆部器官间、器官与盆壁间腹膜延续而形成的凹陷和韧带：

1. 直肠子宫陷凹（rectouterine pouch） 亦称（Douglas）腔在直肠与子宫之间的腹膜转折处，是女性腹膜腔的最低位。

2. 膀胱子宫陷凹（vesicouterine pouch） 在膀胱和子宫之间。

3. 膀胱旁窝 位于膀胱与盆侧壁之间的腹膜延续处

4. 子宫阔韧带（broad ligament of uterus） 覆盖子宫体前、后面的腹膜在子宫两侧形成。分3部分：卵巢系膜、输卵管系膜、子宫系膜。

5. 直肠子宫襞（rectouterine fold） 是直肠子宫陷凹侧壁上的一个呈半月形的腹膜皱襞。

6. 卵巢悬韧带（suspensory ligament of ovary） 起自骨盆上口上方髂外动脉前面，向下达卵巢上端续于子宫阔韧带，是寻找卵巢血管的标志。

◀ 八、盆腔脏器

盆腔脏器包括泌尿科器、生殖器及消化管的盆内部分。它们的关系自前向后：

男性：膀胱、前列腺，输精管、精囊、输尿管，直肠；女性：膀胱、子宫、子宫阔韧带、输卵管、卵巢、输尿管、直肠。膀胱、子宫、直肠居中，其余在两侧。

★（一）直肠

1. 位置和形态 直肠（rectum）位于骶骨的前方，在第3骶骨上续于乙状结肠，向下穿盆膈续为肛管，直肠从上至下，由腹膜间位移行为外位。

2. 毗邻

后面：骶、尾骨、梨状肌，骶正中血管、骶外侧血管、骶丛、骶静脉丛、骶交感干等。

侧面：直肠上、下血管、盆丛等。

前面，男女不同。男性：直肠膀胱陷凹、膀胱底、精囊、输精管壶腹、前列腺、输尿管。女性：直肠子宫陷凹、子宫颈、阴道后穹窿、直肠阴道隔、阴道后壁。

3. 血液供应、淋巴引流和神经支配

（1）动脉 直肠上动脉为肠系膜下动脉的终支，在乙状结肠系膜内下行至第3骶骨的高度，分左右支。自直肠侧壁进入直肠。直肠下动脉为髂内动脉的分支，较小，分布至直肠下部和肛管上部。骶正中动脉发出分支经直肠背面分布于直肠后壁。

（2）静脉 来自直肠肛管静脉丛。

（3）淋巴引流 引流主要朝上。直肠上淋巴结和直肠旁淋巴结到达主动脉前淋巴结；直肠下份的淋巴管到达髂内淋巴结。

（4）神经支配 直肠和肛管齿状线以上由交感神经和副交感神经支配。

（二）膀胱

1. 位置与形态 膀胱（urinary bladder）其位置可因充盈程度而异。膀胱空虚时上界不超过耻骨联合上缘，膀胱充盈时则上升至耻骨联合上缘以上。儿童膀胱位置高于成年人，老年人膀胱的位置较低。

2. 毗邻 膀胱前邻耻骨联合和耻骨支，其间为耻骨后间隙，间隙内充填疏松结缔组织等。膀胱下外侧面与肛提肌，闭孔内肌及其筋膜相邻，其间充满疏松结缔组织等，称膀胱旁组织，内有输尿管盆部及血管神经穿行。男性膀胱底上部借直肠膀胱陷凹与直肠隔开，在腹膜返折线以下的膀胱底与输精管壶腹和精囊相邻。女性膀胱底后面与子宫颈及阴道前壁相邻，其间以膀胱阴道隔分隔。膀胱的上面与小肠襻相邻，女性还与子宫相邻。男性膀胱颈与前列腺接触，女性则与尿生殖膈接触。

3．血液供应、淋巴引流和神经支配

（1）动脉　膀胱上动脉和膀胱下动脉。

（2）静脉　形成膀胱静脉丛汇入膀胱静脉，注入髂内静脉。

（3）淋巴引流　前部注入髂内淋巴结，膀胱三角和膀胱后部注入髂外淋巴结。

（三）输尿管盆部与壁内部

1．输尿管盆部　在骨盆上口左边向下越过左髂总动脉末端，右侧越过右髂外动脉起始部的前面入盆腔，沿盆腔侧壁经髂内血管、腰骶干和骶髂关节前方，向后下方走行，继而经过脐动脉起始段和闭孔血管、神经的内侧，至坐骨棘前方，转向前内穿入膀胱的外上角移行为壁内部。男性输尿管盆部至膀胱之前，由输精管的后外方越过，然后经输精管壶腹与精囊之间到达膀胱底。女性输尿管盆部经卵巢后方下行，经阔韧带基底部至子宫外侧约 2cm 处（适对阴道穹侧部的上外方）。

★2．输尿管壁内部　为输尿管斜穿膀胱壁的部分，是输尿管最狭窄处，也是常见的结石滞留部位。

★（四）前列腺

1．形态与毗邻　前列腺（prostate）位于膀胱与尿生殖膈之间。上部宽大为前列腺底，与膀胱颈相邻，其前部有尿道穿入，后部有双侧射精管向前下穿入，前列腺尖与尿生殖膈接触，两侧有前列腺提肌绕过，尿道从尖部穿出。前列腺前面借韧带邻接耻骨盆面。后面平坦，正中有前列腺沟（prostatic sulcus）。后面借直肠膀胱隔与直肠壶腹相邻。前列腺有两层被膜，外层由盆膈上筋膜包裹前列腺而成，称前列腺鞘。内层为包在前列腺实质外表面的平滑肌和结缔组织构成的纤维膜，称前列腺囊（固有膜）。囊与鞘之间有前列腺静脉丛和动脉、神经的分支。

2．组织学分区　移行区、中央区、外周区。

3．血液供应　主要来自膀胱下动脉、输精管动脉、直肠下动脉、髂内动脉的前干及脐动脉。

（五）输精管盆部、射精管及精囊

★输精管（ductus deferens）盆部自腹股沟管部，从外侧绕过腹壁下动脉的起始处越过髂外动静脉前方进入盆腔。在膀胱底与精囊管合成射精管（ejaculatory duct）。

精囊（seminal vesicle）是位于前列腺底的后上方。

★（六）子宫

分底、体、峡和颈 4 部。

1．位置与毗邻

子宫（uterus）位于膀胱与直肠之间，成人正常呈轻度前倾前屈位。其位置可随膀胱与直肠的充盈程度或体位而有。子宫前与膀胱为邻，子宫后面是直肠。两侧是输卵管和韧带。

（1）子宫的韧带

①子宫阔韧带（broad ligament of uterus）位于子宫的两侧，限制子宫向两侧移动。

②子宫主韧带（cardinal ligament of uterus）在子宫颈的两侧，是维持子宫颈正常位置。

③子宫圆韧带（round ligament of uterus）位于子宫阔韧带内，起自子宫角、输卵管子宫口的前下方，止于阴阜和大阴唇皮下，牵拉子宫向前的作用。

④骶子宫韧带（sacrouterine ligament）起自子宫颈上部，止于骶骨前面，有牵拉子宫颈向后上的作用。

（2）血液供应、淋巴引流和神经支配

①子宫动脉，起自髂内动脉，沿骨盆侧壁向前内下方走行，经子宫阔韧带基底部，在距子

宫颈外侧约 2cm 处，横越输尿管的前上方，至子宫侧缘后，沿子宫侧缘迂曲上行，分支分布于阴道上部，子宫和卵巢等结构。

②子宫静脉，汇入髂内静脉。

③淋巴引流，子宫底和子宫体上部的多数淋巴管沿卵巢血管上行，注入髂总淋巴结和腰淋巴结。子宫底两侧的一部分淋巴管沿子宫圆韧带注入腹股沟浅淋巴结。子宫体下部及子宫颈的淋巴管沿子宫血管注入髂内淋巴结或髂外淋巴结，一部分淋巴管向后沿骶子宫韧带注入骶淋巴结。

④神经支配，来自盆丛的子宫阴道丛。

（七）卵巢

卵巢（ovary）为腹膜内位器官，位于髂内、外动脉分叉处的卵巢窝内，窝的前界为脐处侧韧带，后界为髂内动脉和输尿管。卵巢的前缘中部称卵巢门，有血管神经出入，并借卵巢系膜连于子宫阔韧带的后叶。卵巢的下端借卵巢固有韧带与同侧的子宫角相连，其上端以卵巢悬韧带（骨盆漏斗韧带）连于盆侧壁，内有卵巢血管，淋巴管及卵巢神经丛等。

（八）输卵管

★输卵管（uterine tube）由内向外分为：输卵管子宫部、输卵管峡、输卵管壶腹和输卵管漏斗部。输卵管峡为输卵管结扎术的部位，炎症可能导致此部管腔堵塞。女性腹膜腔经输卵管腹腔口、输卵管、子宫腔和阴道与外界相通，故有感染的可能。

（九）阴道

阴道（vagina）位于子宫下方，上端包绕子宫颈阴道部，下端开口阴道前庭。与子宫颈形成阴道穹。如腹膜腔内有脓液积存时，可经切开或穿刺阴道后壁上部引流。

第3节 会 阴

会阴（perineum）是指两股内侧之间，盆膈以下封闭骨盆下口的全部软组织。

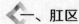
一、肛区

肛区又称肛门三角，主要结构有肛管、肛门及坐骨肛门窝等。

（一）肛管

肛管（anal canal）上续直肠，长约 4cm，向后下绕尾骨尖终于肛门。肛门为肛管的开口，肛门周围皮肤因肛门括约肌的作用，形成辐射状皱襞。肛管周围有肛门括约肌，由内外两部分组成。肛门内括约肌（sphincter ani internus）为肛管壁内环行平滑肌层增厚形成，有协助排便的作用。肛门外括约肌（sphincter ani externus）为环绕肛门内括约肌周围的横纹肌，可分为皮下部、浅部和深部。①皮下部位于肛管下端的皮下，肌束呈环行。切断或损伤此肌，不会引起大便失禁。②浅部居皮下部的深面，为椭圆形肌束，前后方分别附着于会阴中心体和尾骨。③深部位于浅部的上方，为环绕肛门内括约肌与直肠壁纵行肌层外面较厚的环行肌束。

★（二）坐骨肛门窝

1. **境界** 坐骨肛门窝（ischiorectal fossa）位于肛管的两侧，为尖朝上，底朝下的锥形腔隙。可分为 1 尖 1 底 4 壁。窝尖为盆膈下筋膜与闭孔筋膜汇合而成；底为肛门两侧的浅筋膜及皮肤；内侧壁为肛门外括约肌、盆底肌及盆膈下筋膜；外侧壁为坐骨结节、闭孔内肌及筋膜；前壁为会阴浅横肌及尿生殖膈；后壁为臀大肌下缘及其筋膜和深部的骶结节韧带。

2. 窝内血管、神经和淋巴结 阴部内动脉（internal pudendal artery）为窝内主要动脉，起自髂内动脉前干，经梨状肌下孔出盆后，绕过坐骨棘后面，穿坐骨小孔至坐骨肛门窝。主干沿窝的外侧壁前行入阴部管（pudendal canal）（又称 Alcock 管）。分布于肛周肌及皮肤。行至阴部管前端时，又分出会阴动脉和阴茎动脉（女性为阴蒂动脉）进入尿生殖区。阴部内静脉（internal pudendal vein）及其属支均与同各动脉伴行。

阴部神经（pudendal nerve）由骶丛发出，与阴部内血管伴行，在阴部管内发出肛神经，分布于肛提肌、肛门外括约肌及肛周皮肤。主干至阴部管前端时分为会阴神经及阴茎背神经（女性为阴蒂背神经），向前进入尿生殖区，分布部位与动脉相同。

淋巴汇入腹股沟浅淋巴结至髂外淋巴结。

二、男性尿生殖区

尿生殖区又名尿生殖三角，此区外生殖器男女有别，男性有阴茎及尿道，女性有尿道、阴道。

（一）层次结构

1. 浅层结构 皮肤有阴毛，富有汗腺和皮脂腺。含脂肪较少又名会阴浅筋膜（superficial fascia of perineum）或 colles 筋膜，覆盖于会阴肌浅层及各海绵体表面，向前在男性延续于阴囊肉膜、阴茎浅筋膜及腹前外侧壁的浅筋膜深层（scarpa 筋膜）。

2. 深层结构 包括深筋膜和会阴肌。深筋膜分浅层的尿生殖膈下筋膜（inferiorfascia of urogenital diaphragm）和深层的尿生殖膈上筋膜（superior fascia of urogenital diaphragm）。

会阴浅筋膜与尿生殖膈下筋膜之间为会阴浅隙，尿生殖膈下、上筋膜之间为会阴深隙。

（1）会阴浅隙（superficial perineal space） 尿生殖膈下筋膜与会阴浅筋膜之间的间隙，又称会阴浅袋。此隙向前开放，其内有尿生殖三角的浅层肌，男性的阴茎根，女性的阴蒂脚、前庭球和前庭大腺等结构。

（2）会阴深隙（deep perineal space） 尿生殖膈上、下筋膜之间的间隙也叫会阴深袋。此间隙封闭，其间除有会阴肌深层、阴部神经、阴部内动脉的分支及伴行静脉外，在男性尚有尿道膜部及尿道球腺；女性尚有尿道及阴道下部。会阴深横肌位于尿生殖上、下筋膜之间，肌纤维横行，张于两侧坐骨支之间，肌纤维在中线相互交织，部分纤维止于会阴中心腱，收缩时可稳定会阴中心腱。

尿生殖膈上、下筋膜及其间的肌肉，共同组成尿生殖膈，封闭尿生殖区。

（二）阴囊

精索（spermatic cord）是始于腹股沟管深环，经腹股沟管及浅环进入阴囊，终于睾丸后缘。阴囊是容纳左、右睾丸、附睾及精索下部的囊。

1. 层次结构 阴囊的浅筋膜含有平滑肌纤维，故称肉膜。肉膜（dartos coat）在中线上向深部延伸参与构成阴囊中隔。阴囊中隔（scrotal septum）分隔阴囊左、右两部。肉膜由外向内分精索外筋膜（external spermatic fascia）、提睾肌（cremaster muscle）、精囊内筋膜（internal spermatic fascia）和睾丸鞘膜（tunica vaginalis of testis）。睾丸鞘膜来自腹膜，分壁、脏两层，脏、壁两层之间形成鞘膜腔。

2. 血液供应、淋巴引流和神经支配 供应阴囊的动脉是阴部外浅、深动脉，阴部内动脉和腹壁下动脉的精索外动脉。静脉和同名动脉伴行，注入股静脉、髂内静脉和髂外静脉。淋巴注入腹股沟浅淋巴结。神经有髂腹股沟神经、生殖股神经、会阴神经的分支。

（三）阴茎

阴茎（penis）阴茎根固定在会阴浅隙内，阴茎体和头游离，阴茎体上面叫阴茎背，下面叫尿道。

1. 层次结沟由外道内依次为 皮肤、阴茎浅筋膜、阴茎深筋膜、白膜。

2. 血液供应和淋巴引流

①阴茎背动脉行于深筋膜与白膜之间，阴茎深动脉进入阴茎海绵体。

②浅静脉经阴部外静脉汇入大隐静脉，深静脉汇入前列腺静脉丛。

③淋巴注入髂内外淋巴结。

（四）男性尿道

★男性尿道（male urethra）起自尿道内口，止于尿道外口，可分为前列腺部、膜部和海绵体部。临床上将前列腺部和膜部合称后尿道，海绵体部称为前尿道。

◀ 三、女行尿生殖区

（一）尿生殖三角

与男性结构相似也包括会阴浅筋膜，尿生殖膈下、上筋膜，浅、深层会阴肌，并形成浅、深两个间隙。

（二）女性尿道

女性尿道（female urethra）短而直，穿过尿生殖膈，开口于阴道前庭。

（三）女性外生殖器

又称女阴（female pudendum），有阴阜、大阴唇、小阴唇和阴蒂等。

（四）会阴中心腱

★女性会阴中心腱（perineal central tendon）又称会阴体（perineal body），为位于肛门与阴道前庭之间的腱性结构，在矢状位上，呈楔形，尖向上、底朝下，厚约 3~4cm。会阴中心腱是肛门外括约肌，球海绵体肌，会阴浅横肌，尿道阴道括约肌及肛提肌等肌的附着处，具有加固盆底，承托盆内脏器的作用。分娩时此处受到很大张力易于破裂，所以产科在分娩时要注意保护会阴，以防撕裂会阴中心腱。

第4节 临床病例分析参考答案

病例 5-1

问题（1）参考答案：膀胱损伤。

问题（2）参考答案：可能会损伤男性尿道（后尿道）、直肠和髂内血管，骶丛及其分支。引起的后果是：尿痛、血尿、排尿困难、膀胱肿胀、下肢局部麻木、肌萎缩和失血症状等。

病例 5-2

问题（1）参考答案：直肠末端黏膜下和肛管皮肤下静脉丛发生扩张和屈曲所形成的柔软静脉团，称为痔。内、外痔以齿状线为界，内痔位于齿状线以上，疼痛不明显，用力排便时可引起疼痛。外痔位于齿状线以下，疼痛明显。

问题（2）参考答案：坐骨肛门窝位于肛管的两侧，为尖朝上，底朝下的锥形腔隙。可分为1尖1底4壁。窝尖为盆膈下筋膜与闭孔筋膜汇合而成；底为肛门两侧的浅筋膜及皮肤；内侧壁为肛门外括约肌、盆底肌及盆膈下筋膜；外侧壁为坐骨结节、闭孔内肌及筋膜；前壁为会阴浅横肌及尿生殖膈；后壁为臀大肌下缘及其筋膜和深部的骶结节韧带。

坐骨肛门窝脓肿为肛管感染等进入坐骨直肠窝内所形成。

问题（3）参考答案：易损伤阴部神经、阴部动、静脉；损伤该神经致肛门外括约肌功能减弱。

病例5-3

问题（1）参考答案：易损伤会阴中心键。

问题（2）参考答案：保护会阴中心键。

问题（3）参考答案：阴部神经支配；一般是坐骨棘的附近。

病例5-4

问题（1）参考答案：前列腺增生（多见侧叶和中叶）压迫尿道，导致尿道狭窄所引起。

问题（2）参考答案：能，直肠指诊是诊断前列腺良性增生的重要手段。

问题（3）参考答案：由前往后依次为皮肤→腹直肌鞘前层→腹直肌→腹横筋膜→腹膜外组织→膀胱。

病例5-5

问题（1）参考答案：后尿道。

问题（2）参考答案：尿道膜部损伤，尿液会渗入会阴深隙；尿道海绵体前部损伤，尿液会渗入阴茎，后部损伤，尿液则会渗入会阴浅隙。

问题（3）参考答案：尿液会进入会阴浅隙及相关部位。

病例5-6

问题（1）参考答案：常由于输卵管管腔或周围的炎症，引起管腔通畅不佳，阻碍孕卵正常运行，使之在输卵管内停留着床发育；其他原因有输卵管发育不良、肿瘤等压迫和受精卵外游等。

问题（2）参考答案：宫外孕有停经史、阴道少量出血，急性阑尾炎压痛、反跳痛明显等。

问题（3）参考答案：在下腹部做正中或横切口，正中切口：依次经过皮肤→浅筋膜→深筋膜→白线→腹横筋膜→腹膜外筋膜→壁腹膜→腹膜腔；横切口：依次经过皮肤→浅筋膜→深筋膜→双侧腹直肌鞘前层→腹直肌→腹横筋膜→腹膜外筋膜→壁腹膜→腹膜腔。术中沿子宫阔韧带上缘寻找输卵管，输卵管伞是确定输卵管的重要标志。

病例5-7

问题（1）参考答案：压迫坐骨神经和股后皮神经。

问题（2）参考答案：淋巴引流，直肠上部至直肠上淋巴结、肠系膜下淋巴结；直肠旁淋巴结下部→主动脉腔淋巴结→髂内淋巴结，部分→骶淋巴结。直肠癌常先沿直肠周围淋巴管在局部扩散，然后通过淋巴管向上和两侧扩散，晚期可通过肠系膜下静脉回流至肝门静脉，导致肝转移。

病例5-8

问题（1）参考答案：子宫阔韧带、子宫主韧带、子宫圆韧带和骶子宫韧带。

问题（2）参考答案：结扎动脉时注意区分输尿管。

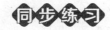

同 步 练 习

一、选择题

1. 骨盆由

    A. 骶骨、尾骨及2块髋骨借强有力的韧带连接构成

    B. 第5腰椎、骶骨、尾骨及耻骨借强有力的韧带连接构成

    C. 髋骨、坐骨、骶骨及尾骨借强有力的韧带连接构成

D. 骶骨、尾骨、耻骨及坐骨借强有力的韧带连接构成

2. 会阴分为尿生殖区和肛区，其分区标志为
   A. 耻骨结节　　　　B. 耻骨嵴　　　　C. 耻骨弓　　　　D. 坐骨结节

3. 关于盆膈的描述，错误的是
   A. 盆膈肌为肛提肌和尾骨肌　　B. 分隔盆腔和会阴　　C. 其前部有盆膈裂孔
   D. 与尿生殖膈无关

4. 下列何者不是髂内动脉的分支
   A. 膀胱上动脉　　　B. 膀胱下动脉　　　C. 直肠上动脉　　　D. 臀上动脉

5. 骶丛
   A. 由骶尾神经的前支构成　　B. 位于梨状肌后方　　C. 闭孔神经是其分支
   D. 会阴神经是其间接分支

6. 切断不会引起大便失禁的结构为
   A. 肛门外括约肌浅部　　B. 肛门外括约肌深部　　C. 肛门外括约肌皮下部
   D. 肛直肠环

7. 尿生殖膈
   A. 由会阴深横肌组成　　B. 会阴浅筋膜覆盖其表面　　C. 膈内有肌肉附于会阴中心腱
   D. 尿道球部破裂，尿液可渗至该膈

8. 会阴浅隙
   A. 内有尿道球和阴茎脚　　B. 位于尿生殖膈上、下筋膜之间　　C. 完全封闭
   D. 有尿道膜部通过

9. 关于阴道的叙述，下列哪项是正确的？
   A. 作为分娩时的产道可向两侧显著地扩张
   B. 分娩时因受韧带限制，阴道的前后方向不能显著扩张
   C. 腹盆腔脏器疾病时，严禁经阴道穹后部插入腹腔镜进行诊断
   D. 直肠子宫陷凹积液时，可经阴道穹后部穿刺抽液以供诊断

10. 以肛管白线与阴部管之间相连的平面为界，可将坐骨直肠窝分为
    A. 坐骨肛管隙、肛周间隙　　B. 耻骨直肠隙、耻骨后隙　　C. 直肠前隙、直肠后隙
    D. 骨盆直肠隙、骶前隙

二、名词解释

1. 界线
2. 坐骨肛门窝
3. 尿生殖区

三、问答题

1. 试述坐骨直肠窝的位置、形态、境界及主要内容。
2. 试述会阴浅隙和会阴深隙的位置和内容。
3. 试述直肠和肛管的血管、神经支配和淋巴回流。
4. 试述子宫的血管及淋巴回流。
5. 试述膀胱的毗邻。
6. 试述输尿管盆段走行及其与子宫动脉的关系。

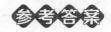

一、选择题

1.A 2. D 3.D 4. C 5.D 6.C 7.C 8.A 9.D 10.A

二、名词解释

1. 答：是由骶骨岬、弓状线、耻骨梳、耻骨嵴及耻骨联合上缘共同连成的环状线。

2. 答：位于肛管的两侧，为尖朝上，底朝下的锥形腔隙，可分为1尖1底4壁。

3. 答：尿生殖区又名尿生殖三角，此区外生殖器男女有别，男性有阴茎及尿道，女性有尿道、阴道。

三、问答题

1. 答：坐骨直肠窝是位于肛管两侧皮肤深面的锥形间隙。从冠状面上看，为一尖向上的三角形，分顶、底和内、外侧壁。顶由盆膈下筋膜与闭孔筋膜汇合而成；底为肛门两侧的皮肤；内侧壁为肛门外括约肌、肛提肌、尾骨肌及盆膈下筋膜；外侧壁为坐骨结节的内侧面、闭孔内肌及其筋膜和会阴筋膜。内外侧壁的前后端均以锐角相接，形成前、后隐窝。前隐窝位于肛提肌和尿生殖膈之间；后隐窝位于尾骨肌、骶结节韧带和臀大肌之间。窝内充满脂肪组织，其间有许多纤维隔，称坐骨直肠窝脂体。

2. 答：会阴浅隙　位于浅会阴筋膜和尿生殖膈下筋膜之间。在男性，浅隙后部有会阴浅横肌，两侧有阴茎脚及其坐骨海绵体肌、尿道海绵体肌和球海绵体肌；在女性，浅隙后部也有会阴浅横肌，两侧有阴蒂脚及其坐骨海绵体肌、前庭球和球海绵体肌。此外，还有阴部内血管的分支和神经。

会阴深隙　位于尿生殖膈上、下筋膜之间。深隙内男性有尿道球腺、会阴深横肌。会阴深横肌中男性有尿道膜部穿过，并形成尿道括约肌，在女性有尿道和阴道通过，并形成尿道阴道括约肌。

3. 答：（1）直肠动脉：齿状线以上由直肠上动脉供应，齿状线以下由直肠下动脉供应，肛管末段和肛门外括约肌由阴部内动脉的肛门支供应。

（2）直肠静脉：齿状线以上经直肠上静脉回流入肝门静脉，齿状线以下的经直肠下静脉和肛门静脉回流入髂内静脉。

（3）直肠神经：齿状线以上由内脏神经支配，其副交感成分来自内脏神经，交感成分来自骶交感神经节和肠系膜下神经节所发出的节后纤维，齿状线以下由来自盆丛的阴部神经支配，属躯体神经。

（4）直肠淋巴：齿状线以上淋巴流入肠系膜下淋巴结、髂内淋巴结和骶淋巴结，齿状线以下淋巴经会阴部流入腹股沟浅淋巴结。

4. 答：动脉：子宫动脉，发自髂内动脉；卵巢动脉，发自腹主动脉。

静脉：子宫静脉，汇入髂内静脉；卵巢静脉：汇入下腔静脉（右侧）和左肾静脉（左侧）。

淋巴：子宫底和子宫体上部的多数淋巴管沿卵巢血管上行，注入髂总淋巴结和腰淋巴结；子宫底两侧的一部分淋巴管沿子宫圆韧带注入腹股沟浅淋巴结；子宫体下部及子宫颈的淋巴管，沿子宫血管注入髂内淋巴结或髂外淋巴结，一部分淋巴管向后沿骶子宫韧带注入骶淋巴结。

5. 答：膀胱位于盆腔前部，空虚时上界约与骨盆上口相当。膀胱体上面有腹膜覆盖，下外侧面紧贴耻骨后隙的疏松结缔组织、肛提肌和闭孔内肌。男性膀胱底上部借直肠膀胱陷凹与直肠相邻，下部与精囊和输精管壶腹相邻；膀胱颈与前列腺相接。女性的膀胱底与子宫颈和阴道前壁相贴，膀胱颈与尿生殖膈相邻。膀胱充盈时呈卵圆形，膀胱尖上升至耻骨联合以上，这时腹前壁折向膀胱的腹膜也随之上移，膀胱的下外侧面直接与腹前壁相贴。

6. 答：输尿管盆段位于盆侧壁的腹膜下，行经髂内血管、腰骶干和骶髂关节前方，向后下走行，继而经过脐动脉起始段和闭孔血管、神经的内侧，在坐骨棘平面，转向前内穿入膀胱底的外上角。女性输尿管盆部位于卵巢的后下方，经子宫阔韧带基底部至子宫颈外侧约 2cm 处（对阴道穹窿侧部的上外方）时，子宫动脉从其前上方跨过，恰似"桥下流水"。临床结扎子宫动脉时，慎勿损伤输尿管。

第6章 脊柱区

第1节 概 述

一、境界与分区

脊柱区（vertebral region）也称背区，是指脊柱及其后方和两侧的软组织所共同配布的区域。其范围是：上自枕外隆凸和上项线，下至尾骨尖；两侧界是从斜方肌前缘、三角肌后缘上份、腋后襞与胸壁交界处、腋后线、髂嵴后份、髂后上棘至尾骨尖。

脊柱区自上而下又可分为项区、胸背区、腰区和骶尾区。项区上界即脊柱区的上界，下界为第7颈椎棘突至两侧肩峰的连线；胸背区上界即项区下界，下界为第12胸椎棘突、第12肋下缘至第11肋前份的连线；腰区上界即胸背区下界，下界为两髂嵴后份和两髂后上棘的连线；骶尾区是两髂后上棘与尾骨尖三点间所围成的三角区。

位于胸背区外上份的肩胛区在上肢叙述。

二、表面解剖

★ 1. 棘突（spinous process） 在后正中线上可摸到大部分椎骨的棘突。第7颈椎棘突较长，常作为辨认椎骨序数的标志；胸椎棘突斜向后下，呈叠瓦状；腰椎棘突呈水平位，第4腰椎棘突平两侧髂嵴的最高点；骶椎棘突融合成骶正中嵴。

★ 2. 骶管裂孔（sacral hiatus）和骶角（sacral horn） 沿骶正中嵴向下，由第4、5骶椎背面的切迹与尾骨围成的孔为骶管裂孔，是椎管的下口。裂孔两侧向下的突起为骶角，体表易于触及，是骶管麻醉的进针定位标志。

3. 尾骨（coccyx） 由4块退化的尾椎融合而成，位于骶骨下方，肛门后方，有肛尾韧带附着。

4. 髂嵴（iliac crest）和髂后上棘（posterior superior iliac spine） 髂嵴，为髂骨翼的上缘，是计数椎骨的标志。两侧髂嵴最高点的连线平对第4腰椎棘突。髂后上棘是髂嵴后端的突起，两侧髂后上棘的连线平第2骶椎棘突。左、右髂后上棘与第5腰椎棘突和尾骨尖的连线，构成一菱形区。当腰椎或骶、尾椎骨折或骨盆畸形时，菱形区会变形。

★ 5. 第12肋 在竖脊肌外侧可触及此肋，但应注意有时其短，易将第11肋误认为第12肋，以致腰部的切口过高，有损伤胸膜的可能。

★ 6. 脊肋角 竖脊肌外侧缘与第12肋的交角，称脊肋角，肾位于该角深部，是肾囊封闭常用的进针部位。

第2节 层次结构

脊柱区由浅入深有皮肤、浅筋膜、深筋膜、肌层、血管神经等软组织和脊柱、椎管及其内容物等结构。

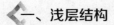

一、浅层结构

（一）皮肤

厚而致密，移动性小，有较丰富的毛囊和皮脂腺。

（二）浅筋膜

致密而厚实，含有较多脂肪，并通过许多结缔组织纤维束与深筋膜相连，项区上部的浅筋膜特别坚韧，腰区的浅筋膜含脂肪较多。

（三）皮神经

均来自脊神经后支。

1. **项区** 来自颈神经后支，其中较粗大的皮支有枕大神经和第 3 枕神经的后支。枕大神经（greater occipital nerve）是第 2 颈神经后支的分支，伴枕动脉的分支上行，分布至枕部皮肤。第 3 枕神经（third occipital nerve）是第 3 颈神经后支的分支，分布至项区上部的皮肤。

2. **胸背区和腰区** 来自胸、腰神经后支的分支，分布至胸背和腰区的皮肤。第 12 胸神经后支的分支可分布至臀区。

第 1~3 腰神经后支的外侧支组成臀上皮神经（superior clunial nerves），分布至臀区上部。当腰部急剧扭转时，该神经易受损伤，是导致腰腿痛的常见原因之一。

3. **骶尾区** 来自骶、尾神经后支的分支，分布至骶尾区的皮肤。其中第 1~3 骶神经后支的分支组成臀中皮神经。

（四）浅血管

项区的浅动脉主要来自枕动脉、肩胛背动脉和椎动脉等的分支；胸背区则来自肋间后动脉、肩胛背动脉和胸背动脉等的分支；腰区来自腰动脉和肋下动脉等的分支；骶尾区则来自臀上、下动脉等的分支。各动脉均有伴行静脉。

二、深筋膜

★胸背区和腰区的深筋膜分浅、深两层。浅层薄弱，位于斜方肌和背阔肌的表面；深层较厚，称胸腰筋膜（thoracolumbar fascia），向下至腰区增厚，并分为前、中、后三层。中层上部增厚形成腰肋韧带（lumbocostal ligament）。肾手术时，切断此韧带可加大第 12 肋的活动度，便于显露肾。

由于项部和腰部活动度大，在剧烈活动中，项筋膜和胸腰筋膜均可被扭伤，尤以腰部的胸腰筋膜损伤更为多见是腰腿痛的原因之一。

三、肌层

由背肌和部分腹肌组成，分为 3 层。

（一）浅层肌

包括斜方肌（trapezius）、背阔肌（latissimus dorsi）和腹外斜肌后部。

（二）中层肌

包括肩胛提肌、菱形肌、上后锯肌、下后锯肌。

（三）深层肌

包括夹肌（splenius）、竖脊肌（erector spinae）、横突棘肌等。

★**听诊三角** 在斜方肌的外下方，肩胛骨下角的内侧有一肌间隙，临床称听诊三角或肩胛旁三角。其内上界为斜方肌的外下缘，外侧界为肩胛骨脊柱缘，下界为背阔肌上缘。是背部听诊呼吸音最清楚的部位，当肩胛骨向前、外移位时，该三角的范围会扩大。

★枕下三角（suboccipital triangle） 位于枕下、项区上部深层，是由枕下肌围成的三角。三角内有枕下神经和椎动脉经过。

颈椎的椎体钩骨质增生、头部过分旋转或枕下肌痉挛都可压迫椎动脉，使脑供血不足。

★腰上三角（superior lumbar triangle）位于背阔肌深面，第12肋的下方。三角的内侧界为竖脊肌外侧缘，外下界为腹内斜肌后缘，上界为第12肋。有时，由于下后锯肌在第12肋的附着处与腹内斜肌后缘相距较近，则下后锯肌也参与构成一个边，共同围成一个四边形的间隙。肾手术的腹膜外入路必经此三角。第12肋前方与胸膜腔相邻，为扩大手术野，常需切断腰肋韧带，将第12肋上提。此时，应注意保护好胸膜，以免损伤造成气胸。肾周围脓肿时，可在此处切开引流。腰上三角是腹后壁的薄弱区之一，腹腔器官经此三角向后突出，形成腰疝。

★腰下三角（inferior lumbar triangle）位于腰区下部，腰上三角的外下方。由髂嵴、腹外斜肌后缘和背阔肌前下缘围成。三角的底为腹内斜肌，表面仅覆以皮肤和浅筋膜。此三角为腹后壁的又一薄弱区，也会发生腰疝。在右侧，三角前方与阑尾和盲肠相对应，故盲肠后位阑尾炎时，此三角区有明显压痛。腰区深部脓肿也可经腰下三角出现于皮下。

四、深部血管和神经

（一）动脉

项区主要由枕动脉、肩胛背动脉和椎动脉等供血；胸背区由肋间后动脉、胸背动脉和肩胛背动脉等供血；腰区由腰动脉和肋下动脉等供血；骶尾区由臀上、下动脉等供血。

1. **枕动脉（occipital artery）** 起自颈外动脉的后壁，与枕大神经伴行，分布至枕部。分支中有一较大的降支，与椎动脉和肩胛背动脉等分支相互吻合，形成动脉网。

2. **肩胛背动脉（dorsal scapular artery）** 起自锁骨下动脉或甲状颈干，向外侧穿过或越过臂丛，分布至项、背肌和肩带肌，并参与形成肩胛动脉网。

有时肩胛背动脉与颈浅动脉共干起自甲状颈干，称颈横动脉（transverse cervical artery），穿臂丛，沿中、后斜角肌表面外进，达肩胛骨上角。

★3. **椎动脉（vertebral artery）** 起自锁骨下动脉第1段，沿前斜角肌内侧上行，穿第6~1颈椎横突孔，继经枕下三角入颅。按其行程可分为4段：第1段自起始处至入第6颈椎横突孔以前；第2段穿经上6个颈椎横突孔；第3段经枕下三角和枕骨大孔入颅；第4段为颅内段。

椎动脉旁有丰富的交感神经丛。当颈椎骨质增生导致第2段椎动脉受压迫，引起颅内供血不足，即所谓椎动脉型颈椎病。椎动脉周围有静脉丛，向下汇成椎静脉。

（二）静脉

脊柱区的深部静脉与动脉伴行。项区的静脉汇入椎静脉、颈内静脉或锁骨下静脉；胸背区者经肋间后静脉汇入奇静脉，部分汇入锁骨下静脉或腋静脉；腰区者经腰静脉汇入下腔静脉；骶尾区者经臀区的静脉汇入髂内静脉。

脊柱区的深静脉可通过椎静脉丛，广泛与椎管内外、颅内以及盆部等处的深部静脉相交通。

（三）神经

脊柱区的神经主要来自31对脊神经后支、副神经、胸背神经和肩胛背神经。

1. **脊神经后支（posterior ramus of spinal nerves）** 自椎间孔处由脊神经分出后，绕上关节突外侧向后行，至相邻横突间分为内侧支（后内侧支）和外侧支（后外侧支）。脊神经后支呈明显的节段性分布，故手术中横断背深肌时，不会引起肌肉瘫痪。

腰神经后支的损伤较为多见，是导致腰腿痛的常见原因之一，这与该神经行程中所经过的结构有关。

腰神经后支分出后向后行，经骨纤维孔至横突间肌内侧缘分为内侧支（也称后内侧支）和外侧支（也称后外侧支）。后内侧支在下位椎骨上关节突根部的外侧斜向后下，经骨纤维管至椎弓板后面转向下行，分布至背深肌和脊柱的关节突关节等。第5腰神经内侧支经腰椎下关节突的下方，向内下行；后外侧支在下位横突背面进入竖脊肌，然后在肌的不同部位穿胸腰筋膜浅出，斜向外下行。

★腰部横突间韧带较发达，呈膜状，内下方有腰神经后支通过，该韧带增生肥厚时，可压迫该神经，是腰腿痛常见的椎管外病因之一。

从上述可见，腰神经后支及其分出的后内侧支和后外侧支在各自的行程中，都分别经过骨纤维孔、骨纤维管或穿胸腰筋膜裂隙。在正常情况下，这些孔、管或裂隙有保护通过其内的血管、神经的作用，但由于孔道细小，周围结构坚韧而缺乏弹性，且腰部活动度大，故在病理情况下，这些孔道会变形、变窄，压迫通过的血管和神经，而导致腰腿痛。

（1）腰神经后支骨纤维孔　位于椎间孔的后外方，开口向后，与椎间孔的方向垂直。其上外侧界为横突间韧带的内侧缘，下界为下位椎骨横突的上缘，内侧界为下位椎骨上关节突的外侧缘。骨纤维孔的体表投影相当于同序数腰椎棘突外侧的下述两点的连线上：上位点在第1腰椎平面后正中线外侧2.3cm，下位点在第5腰椎平面后正中线外侧3.2cm。骨纤维孔内有腰神经后支通过。

（2）腰神经后内侧支骨纤维管　位于腰椎乳突与副突间的骨沟处，自外上斜向内下，由前、后、上、下四壁构成。前壁为乳突副突间沟，后壁为上关节突副突韧带，上壁为乳突，下壁为副突。管的前、上、下壁为骨质，后壁为韧带，故称为骨纤维管。但有时后壁韧带骨化，则形成完全的骨管。骨纤维管的体表投影在同序数腰椎棘突下外方的两点连线上：上位点在第1腰椎平面后正中线外侧约2.1cm. 下位点在第5腰椎平面后正中线外侧约2.5cm。骨纤维管内有腰神经后内侧支通过。

2. **副神经**（accessory nerve）　自胸锁乳突肌后缘中、上1/3交点处斜向外下，分支支配胸锁乳突肌和斜方肌。

3. **胸背神经**（thoracodorsal nerve）　起自臂丛后束，与同名动脉伴行，沿肩胛骨外侧缘下行，支配背阔肌。

4. **肩胛背神经**（dorsal scapular nerve）　起自臂丛锁骨上部，支配肩胛提肌和菱形肌。

五、脊柱

★（一）椎骨及其连结

1. **钩椎关节**　第3~7颈椎椎体上面的外侧缘有明显向上的嵴样突起，称椎体钩（uncus of veltebral body）或钩突；椎体下面外侧缘的相应部位有呈斜坡样的唇缘，两者共同参与组成钩椎关节，又称Luschka关节。椎体钩限制上一椎体向两侧移位，增加颈椎椎体间的稳定性，并防止椎间盘向外后方脱出。正常情况下，位于下颈段的第5~7颈椎的椎体钩受力最大。椎体钩外侧为椎动、静脉及其周围的交感神经丛，后方有颈脊髓，后外侧部参与构成颈椎间孔的前壁。故椎体钩发生不同方向的骨质增生会分别压迫上述结构，引起椎动脉型、脊髓型、神经根型和混合型等颈椎病的不同表现。

★2. **椎间盘**　随年龄增长，椎间盘易发生退行性变，过度负重或用力不当会导致纤维环破裂，髓核脱出，称椎间盘突出症，以第4~5腰椎间盘突出最为多见。由于椎间盘前方有宽的前纵韧带，后方中部有窄的后纵韧带加强，后外侧薄弱并对向椎间孔，故髓核常向后外侧脱出，压迫脊神经。颈椎间盘的后外方有椎体钩加固，胸段脊柱活动幅度小，故颈、胸段的椎间盘突出症较腰段少见。

3. 黄韧带（ligamenta flava）又称弓间韧带，是连于相邻两椎弓板之间主要由弹性纤维组成的弹性结缔组织，参与围成椎管的后壁和神经根管的后外侧壁。腰穿或硬膜外麻醉，需穿经此韧带才可达椎管。随年龄增长，黄韧带可出现退变，增生肥厚，以腰段为多见，可导致腰椎管狭窄，压迫马尾和腰脊神经根，引起腰腿痛。

★（二）椎间孔

由相邻椎弓根上、下切迹围成的。椎间孔的上、下壁为椎弓根的椎骨上、下切迹，前壁为椎间盘和椎体，后壁为关节突关节和黄韧带。

（三）椎管

椎管（vertebral canal）是由游离椎骨的椎孔和骶骨的骶管与椎骨之间的骨连结共同连成的骨纤维性管道，上通过枕骨大孔与颅腔相通，下达骶管裂孔而终。其内容物有脊髓、脊髓被膜、脊神经根、血管及结缔组织等。

★椎管前壁由椎体后面、椎间盘后缘和后纵韧带构成；后壁为椎弓板、黄韧带和关节突关节；两侧壁为椎弓根和椎间孔。而椎管骶段由融合的骶椎椎孔连成，所以是骨性管道。构成椎管壁的任何结构发生病变，如椎骨骨质增生、椎间盘突出以及黄韧带肥厚等因素，均可使椎管腔变形或变狭窄，压迫其内容物而引起一系列症状。

在横断面上，各段椎管腔的形态和大小不完全相同。

由于下腰部脊神经根行于腰椎管的侧隐窝和椎间盘与黄韧带间的盘黄间隙内，故腰椎间盘突出、黄韧带肥厚、关节突关节退变和椎体后缘骨质增生等引起侧隐窝或盘黄间隙狭窄的因素，均可压迫腰脊神经根，造成腰腿痛。椎管以第 4~6 胸椎段最为狭小，颈段以第 7 颈椎、腰段以第 4 腰椎较小。

◆ 六、椎管内容物

椎管内有脊髓及其被膜等结构。

（一）脊髓被膜和脊膜腔

椎管内有脊髓及其被膜等结构。被膜由外向内为硬脊膜、脊髓蛛网膜和软脊膜。各层膜间及硬脊膜与椎管骨膜间均存在腔隙，由外向内依次有硬膜外隙、硬膜下隙和蛛网膜下隙。

1. 被膜

★（1）硬脊膜（spinal dura mater） 由致密结缔组织构成，厚而坚韧，形成一长筒状的硬脊膜囊。上方附于枕骨大孔边缘，与硬脑膜相续；向下在第 2 骶椎高度形成盲端，并借终丝附于尾骨。硬脊膜囊内有脊髓、马尾和 31 对脊神经根，每对脊神经根穿硬脊膜囊时被其紧密包被，硬脊膜延续形成神经外膜，并与椎间孔周围的结缔组织紧密相连，起固定作用。

（2）脊髓蛛网膜（spinal arachnoid mater） 薄而半透明，向上与脑蛛网膜相续，向下平第 2 骶椎高度成一盲端。

（3）软脊膜（spinal pia mater） 柔软并富有血管，与脊髓表面紧密相贴。在脊髓两侧，软脊膜增厚并向外突，形成齿状韧带。

★齿状韧带（denticulate ligament）为软脊膜向两侧伸出的三角形结构，额状位，介于脊神经前、后根之间。其外侧缘形成三角形齿尖，与硬脊膜相连。最下一对齿状韧带附着处的下方常恒定地发出一细小的结缔组织纤维索，长 1.28~1.32cm，经后根前方向下止于第 1 腰神经穿硬脊膜处的附近，可作为辨认第 1 腰神经的标志。

2. 脊膜腔

★（1）硬膜外隙（epidural space） 是位于椎管骨膜与硬脊膜之间的窄隙，其内填有脂肪、椎内静脉丛、脊神经脊膜支和淋巴管等。并有脊神经根及其伴行血管通过，正常时呈负压。此隙上端起自枕骨大孔，下端终于骶管裂孔。由于硬脊膜紧密附着于枕骨大孔边缘，故此隙与颅内腔隙并不交通。临床硬膜外麻醉即将药物注入此隙，以阻滞硬膜外隙内的脊神经根。针穿入硬膜外隙后，因存在负压，会有抽空感，这与穿入蛛网膜下隙时有脑脊液流出并呈正压的情况不同。

硬膜外隙被脊神经根划分为前、后两隙。前隙窄小，后隙较大，内有脂肪、静脉丛和脊神经根等结构，在中线上，前隙有疏松结缔组织连于硬脊膜与后纵韧带之间，后隙有纤维隔连于椎弓板与硬脊膜后面。这些纤维结构在颈段和上胸段出现率较高，且有时较致密，可能是导致硬膜外麻醉会出现单侧麻醉或麻醉不全的解剖学因素。

骶段硬膜外隙上大下小，前宽后窄，硬脊膜紧靠骶管后壁，间距仅为 0.10~0.15cm。故骶管麻醉时应注意入针的角度。硬脊膜囊平第 2 骶椎高度变细，裹以终丝，其前、后有结缔组织纤维索把它连于骶管前、后壁，且结合较紧，似有中隔作用，而且隙内充满脂肪，这可能是骶管麻醉有时也会出现单侧麻醉的解剖学原因。

在骶管内，骶神经根列于硬膜外隙内，包被由硬脊膜延伸而成的神经鞘。第 1~3 骶神经鞘较厚，周围脂肪较多，这可能是有时骶神经麻醉不全的解剖学因素。

（2）硬膜下隙（subdural space） 在活体，是位于硬脊膜与脊髓蛛网膜之间的潜在腔隙，与脊神经周同的淋巴隙相通．内有少量液体。

★（3）蛛网膜下隙（subarachnoid space） 位于脊髓蛛网膜与软脊膜之间。在活体，蛛网膜下隙内充满脑脊液。向上经枕骨大孔与颅内蛛网膜隙相通，向下达第 2 骶椎高度。蛛网膜下隙在第 1 腰椎至第 2 骶椎高度扩大，形成终池（terminal cistern），池内有腰、骶神经根构成的马尾（cauda equina）和软脊膜向下延伸形成的终丝（filum terminale）。

由于成人脊髓下端大约平第 1 腰椎下缘，而马尾浸泡在终池的脑脊液中，故在第 3~4 或 4~5 腰椎间进行腰椎穿刺或麻醉，将针穿至终池，一般不会损伤脊髓和马尾。腰穿时，刺针经皮肤→浅筋膜→深筋膜→棘上韧带→棘间韧带→黄韧带→硬脊膜→脊髓蛛网膜而到达富含脑脊液的终池。

小脑延髓池（cerebellomedullary cistern） 属颅内的蛛网膜下隙。临床进行穿刺是在枕项部后正中线上，从枕骨下方或第 2 颈椎棘突上方进针，经皮肤、浅筋膜、深筋膜、项韧带、寰枕后膜、硬脊膜和蛛网膜而到达该池。成人由皮肤至寰枕后膜的距离大约为 4~5cm。刺针穿经寰枕后膜时有阻挡感，当阻力消失，有脑脊液流出时，表明针已进入小脑延髓池。穿刺时应注意进针的深度，以免损伤延髓。

3. 被膜的血管 硬脊膜的血供来自节段性根动脉。一根动脉有两条伴行静脉，动脉与静脉间有较多的动静脉吻合。

（二）脊神经根

1. 行程和分段 脊神经根丝离开脊髓后，即横行或斜行于蛛网膜下隙，汇成脊神经前根和后根，穿蛛网膜囊和硬脊膜囊，行于硬膜外隙中。脊神经根在硬脊膜囊以内的一段，为蛛网膜下隙段；穿出硬脊膜囊的一段，为硬膜外（隙）段。

2. 与脊髓被膜的关系 脊神经根离开脊髓时被覆以软脊膜，当穿脊髓蛛网膜和硬脊膜时，便带出此二膜，形成蛛网膜鞘和硬脊膜鞘。此三层被膜向外达椎间孔处，逐渐与脊神经外膜、神经束膜和神经内膜相延续。

★3. 与椎间孔和椎间盘的关系 脊神经根的硬膜外段在椎间孔处最易受压。颈部的椎间孔呈水平位，长约 1.2cm；下腰部的脊神经根先在椎管的侧隐窝内斜向下方走行一段距离后，才紧贴椎间孔的上半出孔。临床有时将包括椎间孔在内的脊神经根的通道称为椎间管或神经根管。椎间盘向后外侧突出、黄韧带肥厚、椎体边缘及关节突骨质增生是造成椎间管或神经根管狭窄，压迫脊神经根的最常见原因，临床手术减压主要针对这些因素。

椎间盘突出时，为了减轻受压脊神经根的刺激，患者常常处于强迫的脊柱侧凸体位。此时，脊柱侧凸的方向，取决于椎间盘突出的部位与受压脊神经根的关系。当椎间盘突出从内侧压迫脊神经根时，脊柱将弯向患侧；如果椎间盘突出从外侧压迫脊神经根时，脊柱将弯向健侧。有时，椎间盘突出患者会出现左右交替性脊柱侧凸现象，其原因可能是突出椎间盘组织的顶点正巧压迫脊神经根。对于这样的患者，无论脊柱侧凸弯向何方，均可暂时缓解突出椎间盘对脊神经根的压迫。

（三）脊髓的血管和脊神经脊膜支

1. 动脉 有两个来源，即起自椎动脉的脊髓前、后动脉和起自节段性动脉（如肋间后动脉等）的根动脉。

（1）脊髓前动脉（anterior spinal artery） 起自椎动脉颅内段，沿脊髓前正中裂下行至脊髓下端。行程中常有狭窄甚至中断，其供应范围主要是颈 1~4 节，颈 5 以下则由节段性动脉加强和营养。脊髓前动脉在脊髓下端变细，于脊髓圆锥高度向侧方发出圆锥吻合动脉，向后与脊髓后动脉吻合。圆锥吻合动脉在脊髓动脉造影时是确定脊髓圆锥平面的标志之一。

（2）脊髓后动脉（posterior spinal artery） 起自椎动脉颅内段，沿脊髓后外侧沟下行，沿途发出分支，互相吻合成网，营养脊髓后角的后部和后索。

（3）根动脉（radicular artery） 起自节段性动脉的脊支。随脊神经穿椎间孔入椎管，分为前、后根动脉和脊膜支。

前根动脉沿脊神经前根至脊髓，发出分支与脊髓前动脉吻合，并分出升、降支与相邻的前根动脉相连。前根动脉主要供应下颈节以下脊髓的腹侧 2/3 区域，其数量不等，少于后根动脉，较多出现在下颈节、上胸节、下胸节和上腰节，其中有两支较粗大：一支出现在颈 5~8 和胸 1~6 节，称颈膨大动脉（即 Lazorthes 动脉），供应颈 1~胸 6 节的脊髓；另一支出现在胸 8~12 和腰 1 节，以胸 11 节为多见，称腰骶膨大动脉或称大前根动脉（也称 Adamkiewicz 动脉），主要营养胸 7 节以下的脊髓。在暴露肾动脉以上的降主动脉或行肋间后动脉起始部的手术时，应注意保护这些血管，以免影响脊髓的血供。在行主动脉造影时，如造影剂进入腰骶膨大动脉，可能阻断该部脊髓的血液循环，有导致截瘫的可能。

后根动脉沿脊神经后根至脊髓，与脊髓后动脉吻合，分支营养脊髓侧索的后部。在脊髓表面有连接脊髓前、后动脉，前、后根动脉和两条脊髓后动脉的环状动脉血管，称动脉冠，可发出分支营养脊髓的周边部。营养脊髓的动脉吻合，在胸 4 和腰 1 节常较缺乏，故此 2 段脊髓为乏血区，易发生血液循环障碍。

2. 静脉 脊髓表面有 6 条纵行静脉，行于前正中裂、后正中沟和前、后外侧沟内。纵行静脉之间有许多交通支互相吻合，并穿硬脊膜与椎内静脉丛相交通。

3. 脊神经脊膜支 也称窦椎神经（sinuvertebral nerve）或 Luschka 神经，自脊神经干发出后，与来自椎旁交感干的交感神经纤维一起，经椎间孔返回椎管内，分布至硬脊膜、脊神经根的外膜、后纵韧带、椎管内动、静脉血管表面和椎骨骨膜等结构。脊神经脊膜支含有丰富的感觉纤维和交感神经纤维。

（四）椎静脉丛

椎静脉丛（vertebral venous plexus）分为椎内静脉丛和椎外静脉丛。

椎外静脉丛（external vertebral venous plexus）位于脊柱外面，围绕脊柱表面，在椎体前方和椎弓及其突起的后方更为丰富。在寰椎与枕骨之间十分发达，称枕下静脉丛（suboccipital venous plexus）。

椎内静脉丛（internal vertebral venous plexus）相当丰富，密布于硬膜外隙内，上自枕骨大孔，下达骶骨尖端，贯穿于椎管全长。

椎内、外静脉丛互相吻合沟通，无瓣膜，收集脊柱、脊髓及邻近肌肉的静脉血，分别就近汇入椎静脉、肋间后静脉、腰静脉和骶外侧静脉，向上与颅内的枕窦和乙状窦等硬脑膜静脉窦相交通，向下与盆腔等部位的静脉广泛吻合。因此，椎静脉丛是沟通上、下腔静脉系和颅内、外静脉的重要通道。当盆、腹、胸腔等部位的器官发生感染、肿瘤或寄生虫病时，可经椎静脉丛侵入颅内或其他远位器官。

第3节　临床病例分析参考答案

病例 6-1

问题（1）参考答案：关节突关节、椎间盘、后纵韧带、黄韧带、棘间韧带。

问题（2）参考答案：颈椎脱位导致颈髓损伤。

问题（3）参考答案：膀胱和直肠的功能可能不再受意识支配。

病例 6-2

问题（1）参考答案：两侧输尿管内口和尿道内口之间的三角形区域。

问题（2）参考答案：硬脊膜与椎管内面骨膜之间的间隙。

问题（3）参考答案：皮肤→浅筋膜→深筋膜→棘上韧带→棘间韧带→黄韧带→硬膜外隙；腰穿时再穿入硬脊膜和脊髓蛛网膜到蛛网膜下隙。

病例 6-3

问题（1）参考答案：髂嵴和髂后上棘。两侧髂后上棘的连线平第2骶椎棘突，两侧髂嵴最高点的连线平对第4、5腰椎间隙。

问题（2）参考答案：穿刺应在3~4腰椎或4~5腰椎间进行；屈背时腰椎棘突间隙会增大，有利于穿刺。

问题（3）参考答案：皮肤→浅筋膜→深筋膜→棘上韧带→棘间韧带→黄韧带→硬脊膜→脊髓蛛网膜→蛛网膜下隙。

病例 6-4

问题（1）参考答案：椎间盘纤维环破裂后致髓核脱出致椎管或椎间孔，刺激或压迫相邻的脊髓或脊神经根。

问题（2）参考答案：后外侧；左下肢伸直抬高时牵位了坐骨神经，进而牵位了神经根，加重了受压神经根的刺激。

问题（3）参考答案：当椎间盘突出从内侧压迫脊神经根时，脊柱将弯向患侧；如果椎间盘突出从外侧压迫脊神经根时，脊柱将弯向健侧；该患者的椎间盘突出是从外侧压迫脊神经根，当身体向右侧偏斜时，减轻了受压脊神经根的刺激。

病例 6-5

问题（1）参考答案：可能在胸4~5；胸髓右侧半横断致右侧皮质脊髓侧束传导阻断致右下肢无随意运动，右侧薄束和楔束损伤致右下肢本体感觉和精细触觉丧失，脊髓丘脑束损伤致对侧损伤平面以下1~2脊髓节段浅感觉（痛、温觉）丧失。

问题（2）参考答案：损伤可能在第3胸椎。

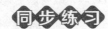

一、 选择题

1. 不是背部重要骨性标志的是
   A. 枕外隆突　　　　　　　　B. 第 2 颈椎棘突　　　　　　C. 第 7 颈椎棘突
   D. 肩胛冈　　　　　　　　　E. 肩胛下角

2. 以下结构在体表难以摸到
   A. 第 7 颈椎棘突　　　　　　B. 肩胛冈　　　　　　　　　C. 肩峰
   D. 髂嵴　　　　　　　　　　E. 项韧带

3. 脊髓的被膜
   A. 蛛网膜布满血管　　　　　　　　　B. 软脊膜与脊髓之间有潜在间隙
   C. 硬膜下腔充满静脉丛　　　　　　　D. 硬脊膜薄而透明
   E. 终池是蛛网膜下隙的扩大部

4. 脊柱区浅筋膜
   A. 致密而厚实　　　　　　B. 含有较少脂肪　　　　　C. 不与深筋膜相连
   D. 腰区的浅筋膜含脂肪较少　E. 以上都不对

5. 椎管容纳
   A. 脊髓　　　　B. 马尾　　　　C. 脂肪　　　　D. 血管
   E. 上述全对

二、名词解释

1. 听诊三角
2. 腰上三角
3. 腰下三角

三、问答题

1. 从腰部正中入路做穿刺抽脑脊液检查，由浅入深要经过哪些层次结构？
2. 椎管各壁由哪些结构组成？
3. 椎间盘的形态结构特点如何？在什么部位易引起椎间盘突出症？可产生什么临床症状？

一、选择题

1.A　2.E　3.E　4.A　5.E

二、名词解释

1. 答：听诊三角　在斜方肌的外下方，肩胛骨下角的内侧有一肌间隙，临床称听诊三角或肩胛旁三角。其内上界为斜方肌的外下缘，外侧界为肩胛骨脊柱缘，下界为背阔肌上缘。是背部听诊呼吸音最清楚的部位，当肩胛骨向前、外移位时，该三角的范围会扩大。

2. 答：位于背阔肌深面，第 12 肋的下方。三角的内侧界为竖脊肌外侧缘，外下界为腹内斜肌后缘，上界为第 12 肋。肾手术的腹膜外入路必经此三角。肾周围脓肿时，可在此处切开引流。腰上三角是腹后壁的薄弱区之一，腹腔器官经此三角向后突出，形成腰疝。

3. 答：位于腰区下部，腰上三角的外下方。由髂嵴、腹外斜肌后缘和背阔肌前下缘围成。三角的底为腹内斜肌，表面仅覆以皮肤和浅筋膜。此三角为腹后壁的又一薄弱区，也会发生腰疝。在右侧，三角前方与阑尾和盲肠相对应，故盲肠后位阑尾炎时，此三角区有明显压痛。腰区深部脓肿也可经腰下三角出现于皮下。

三、问答题

1. 答：皮肤浅筋膜深筋膜棘上韧带棘间韧带黄韧带硬脊膜脊髓蛛网膜蛛网膜下隙

2. 答：椎管前壁由椎体后面、椎间盘后缘和后纵韧带构成；后壁为椎弓板、黄韧带和关节突关节；两侧壁为椎弓根和椎间孔。而椎管骶段由融合的骶椎椎孔连成，所以是骨性管道。

3. 答：（1）由纤维环和髓核构成，随年龄增长，椎间盘易发生退行性变，过度负重或用力不当会导致纤维环破裂，髓核脱出，称椎间盘突出症。

（2）以第 4~5 腰椎间盘突出最为多见。

（3）由于椎间盘前方有宽的前纵韧带，后方中部有窄的后纵韧带加强，后外侧薄弱并对向椎间孔，故髓核常向后外侧脱出，压迫脊神经根，产生神经受压症状。

第7章 上　　肢

学习目的

1. 掌握　上肢的体表标志和动脉、神经的体表投影；上肢浅静脉（头静脉、贵要静脉）的起始、行程、回流和交通及其临床意义；腋腔的构成及内容、腋淋巴结的分群、位置、收集范围及淋巴回流；肩关节的结构特点及其临床意义；桡神经、肱深动脉的发起，行程和易损伤的部位；肘前区的血管神经配布；前臂前群肌的层次，腕管神经束的经过，正中神经的体表投影；桡、尺骨及骨间膜的形态特征及其临床意义；腕部深筋膜形成的韧带及通过腕横韧带浅面及腕管的结构，特别注意正中神经的腕桡侧及尺侧支；手掌的层次，手掌的深筋膜及筋膜鞘的特点；掌浅、深弓的构成、位置和分支。正中神经、尺神经深、浅支的分支、分布。

2. 熟悉　手掌的滑膜囊、间隙的构成与临床意义；手指皮肤及皮下组织的特点，指腱鞘及伸、屈指肌腱的结构特点及其临床意义。

3. 了解　手功能位置的解剖基础。

第1节　概　　要

与下肢相比，人类上肢运动灵活，骨骼轻巧，关节囊薄而松弛，肌数量多，肌形较小而细长。

一、境界与分区

上肢通过肩部与颈、胸和背部相接。以三角肌前、后缘上份与腋前、后襞下缘中点的连线与胸、背部为界，其与颈部的界线是锁骨上缘外 1/3 和肩峰至第 7 颈椎棘突的连线。

按部位，可将上肢分为肩、臂、肘、前臂、腕和手部。

二、表面解剖

1. 肩部　肩峰为肩部最高的骨性标志，沿肩峰向后内，可摸到肩胛冈，向前内可触及锁骨。

2. 臂部　前区可见肱二头肌形成的纵行隆起，两侧为肱二头肌内、外侧沟，三角肌粗隆位于臂中部的外侧。

3. 肘部　肱骨内、外上髁是肘部两侧最突出的骨点。外下髁的下方有桡骨头。

4. 腕和手部

（1）骨性标志　桡、尺骨茎突为位于腕桡、尺侧的突起、尺骨茎突的近侧有尺骨头。腕背中点外侧可触及桡骨背侧结节，又称 Lister 结节。

（2）腕横纹　腕前区有三条横纹。腕近侧纹约平尺骨头，腕中纹不恒定，腕远侧纹平对屈肌支持带近侧缘。其中点深面是掌长肌腱，为正中神经入掌处。

（3）腱隆起　握拳屈腕时，腕前区有三条纵行的肌腱隆起：近中线者为掌长肌腱；其桡侧为桡侧腕屈肌腱，桡动脉位于该腱的外侧；最尺侧为尺侧腕屈肌腱，伸指肌腱在手背皮下清晰可见。

（4）手掌 有三条掌横纹：鱼际纹斜行于鱼际尺侧，近侧与腕远侧纹中点相交，深面有正中神经通过；掌中纹略斜行于掌中部，桡侧端与鱼际纹重叠；掌远纹横行，适对第3～5掌指关节的连线，其桡侧端稍弯向第2指蹼处。手掌两侧有呈鱼腹状的肌性隆起：内侧称小鱼际，外侧称鱼际，两隆起问的凹陷称掌心。

（5）解剖学"鼻烟窝" 为位于手背外侧部的浅凹，在拇指充分外展和后伸时明显。其桡侧界为拇长展肌腱和拇短伸肌腱；尺侧界为拇长伸肌腱；近侧界为桡骨茎突。窝底为手舟骨和大多角骨。窝内有桡动脉通过，可触及其搏动。

三、对比关系

★肩峰、肱骨大结节和喙突之间形成一等腰三角形；伸肘时，尺骨鹰嘴尖端与肱骨内、外上髁处于同一水平线上；屈肘呈直角时，二者构成等腰三角形；当肩、肘关节脱位时，上述关系发生变化。

四、上肢的轴线与提携角

★上肢轴线是经肱骨头—肱骨小头—尺骨头中心的连线。肱骨的纵轴称臂轴，尺骨的长轴称前臂轴。该2轴的延长线在肘部构成向外开放的夹角，正常时为165°～170°，其补角为10°～20°，称提携角。此角大于20°称肘外翻，小于0°～10°称肘内翻，0°～10°称直肘。

五、体表投影

1. **上肢动脉干的投影** 上肢外展90°，掌心向上，从锁骨中点至肘前横纹中点远侧2cm处的连线，为腋动脉和肱动脉的体表投影。两者以大圆肌下缘为界，大圆肌上缘以上为腋动脉，以下为肱动脉。从肘前横纹中点远侧2cm处，分别至桡骨茎突前方和豌豆骨桡侧的连线，为桡、尺动脉的投影。

2. **上肢神经干的投影**

（1）正中神经 在臂部与肱动脉一致；在前臂为从肱骨内上髁与肱二头肌腱连线的中点至腕远侧纹中点稍外侧的连线。

（2）尺神经 自腋窝顶，经肱骨内上髁与尺骨鹰嘴间，至豌豆骨桡侧缘的连线。

（3）桡神经 从腋后襞下缘外端与臂交点处起，向下斜过肱骨后方，至肱骨外上髁的连线。

第2节 肩 部

肩部分腋区、三角肌区和肩胛区。

一、腋区

（一）腋窝的构成

（1）顶由锁骨中1/3、第1肋和肩胛骨上缘围成，是腋窝的上口，与颈根部相通。

（2）底由浅入深为皮肤、浅筋膜及腋筋膜。皮肤借纤维隔与腋筋膜相连。腋筋膜中央部较薄弱，且有皮神经、浅血管及淋巴管穿过而呈筛状，故名筛状筋膜。

（3）四壁有前壁、外侧壁、内侧壁及后壁。

①前壁 由胸大肌（pectoralis major）、胸小肌（pectoralis minor）、锁骨下肌（subclavius）和锁胸筋膜（clavipectoral fascia）构成。胸小肌下缘以下的筋膜，连于腋筋膜，称为腋悬韧带。

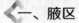

②外侧壁　由肱骨结节间沟、肱二头肌短头和喙肱肌（coracobrachialis）组成。

③内侧壁　由前锯肌（serratus anterior）及其深面的上 4 对肋与肋间隙构成。

④后壁　由肩胛下肌（subscapularis）、大圆肌（teres major）、背阔肌（latissimus dorsi）与肩胛骨构成。由于肱三头肌长头穿过大圆肌和肩胛下肌、小圆肌之间，其内侧为三边孔，有旋肩胛血管通过；肱三头肌长头与肱骨外科颈之间为四边孔，有腋神经及旋肱后血管通过。

★（二）腋窝的内容

1. **腋动脉（axillary artery）**　以胸小肌为标志分为 3 段。

（1）腋动脉第 1 段　从第 1 肋外侧缘至胸小肌上缘，在锁骨胸肌三角内。其前方有皮肤、浅筋膜、胸大肌及其筋膜、锁骨下肌、锁胸筋膜，以及穿过该筋膜的头静脉、胸肩峰血管及胸外侧神经等。后方有臂丛内侧束及胸长神经、前锯肌、第 1 肋间隙等。外侧为臂丛外侧束和后束。内侧有腋静脉以及腋动脉第 1 段发出的胸上动脉及伴行静脉。胸肩峰动脉自第 1 段发出，穿锁胸筋膜至胸大、小肌，三角肌及肩峰。

（2）腋动脉第 2 段　位于胸小肌后方的胸肌三角内。其前方除皮肤、浅筋膜外，有胸大、小肌及其筋膜；后方为臂丛后束及肩胛下肌；外侧为臂丛外侧束；内侧有腋静脉及臂丛内侧束。胸外侧动脉自第 2 段发出，与其伴行静脉于腋中线前方沿前锯肌下行，营养该肌；女性有分支至乳房。胸长神经于腋中线后方下行，支配前锯肌。

（3）腋动脉第 3 段　位于胸小肌下缘至大圆肌下缘之间。其末段位置表浅，仅被以皮肤及浅、深筋膜，是腋动脉最易剖露的部位。其前方有正中神经内侧根及旋肱前血管越过；后方有桡神经、腋神经及旋肱后血管；外侧有正中神经、肌皮神经、肱二头肌短头和喙肱肌；内侧有尺神经和腋静脉。腋动脉第 3 段的主要分支有肩胛下动脉和旋肱前、后动脉。肩胛下动脉平肩胛下肌下缘发出，其分支为旋肩胛动脉和胸背动脉，后者与胸背神经伴行入背阔肌。旋肱后动脉先向后穿四边孔，然后与旋肱前动脉分别绕过肱骨外科颈的后方和前方，相互吻合并分布于三角肌和肩关节。

2. **腋静脉（axillary vein）**　位于腋动脉内侧，两者之间的前方有臂内侧皮神经和前臂内侧皮神经；后方为尺神经。

3. **臂丛（brachial plexus）**　位于腋窝内的是臂丛锁骨下部。由来自臂丛锁骨上部的 3 个后股合成后束；上、中干的前股合成外侧束；下干的前股延续为内侧束。3 个束先位于腋动脉第 1 段的后外侧，继而位于腋动脉第 2 段的内、外侧及后方，在腋动脉第 3 段周围分为 5 大分支。

4. **腋淋巴结（axillary lumph nodes）**　位于腋窝蜂窝脂肪组织中，约 15~20 个，可分为 5 群。

（1）外侧淋巴结（lateral lymph nodes）　沿腋静脉远端排列，收纳上肢的淋巴；其输出管多注入中央及尖淋巴结，少部分注入锁骨上淋巴结。手和前臂的感染首先侵入此群淋巴结。

（2）胸肌淋巴结（pectoral lymph nodes）　在胸小肌下缘，沿胸外侧血管排列；收纳胸前外侧壁、乳房外侧部的淋巴；其输出管注入中央及尖淋巴结。施行乳腺癌根治手术，应避免损伤胸长神经，否则前锯肌瘫痪，出现"翼状肩胛"。

（3）肩胛下淋巴结（subscapular lymph nodes）　位于腋后壁，沿肩胛下血管、神经排列；收纳背部、肩胛区及胸后壁的淋巴；其输出管注入中央及尖淋巴结。乳腺癌手术清除淋巴结时，注意保护胸背神经，免致背阔肌瘫痪。

（4）中央淋巴结（central lymph nodes）　位于腋窝底的脂肪组织中，收纳上述 3 群淋巴结的输出管；其输出管注入尖淋巴结。

（5）尖淋巴结（apical lymph nodes）　位于胸小肌与锁骨之间，锁胸筋膜深面，沿腋静脉近侧端排列；收纳中央淋巴结及其他各群淋巴结的输出管，以及乳房上部的淋巴。其输出管合成锁骨下干，左侧注入胸导管，右侧注入有淋巴导管。

5. 腋鞘（axillary sheath） 亦称颈腋管，由椎前筋膜延续包绕腋血管及臂丛而成。锁骨下臂丛麻醉，需将药液注入此鞘内。

6. 腋窝蜂窝组织 腋血管、臂丛及腋淋巴结之间，有蜂窝组织填充，并沿血管、神经束鞘与邻近各区相交通。向上经腋鞘达颈根部；向下达臂前、后区；向后经三边孔、四边孔分别与肩胛区、三角肌区相交通。向前通胸肌间隙。因此，这些区域的感染可互相蔓延。

◀ 二、肩胛动脉网

（一）组成

肩胛动脉网（scapular arterial network）的动脉来源有 3：肩胛上动脉、颈横动脉降支（肩胛背动脉）和旋肩胛动脉。前二者通常为锁骨下动脉之甲状颈干的分支，而后者为肩胛下动脉的分支。

（二）临床意义

腋动脉结扎：可在腋动脉第 1 段和第 3 段结扎，但第 1 段位置较深，操作困难。第 3 段位置较浅，操作方便，可沿腋窝外缘切开，将喙肱肌和肌皮神经向外牵开后，即可暴露。从临床观点看，为使腋动脉结扎后，能形成良好的侧支循环，宜在肩胛下动脉起始点的近侧端结扎较为理想。结扎后动脉血液经由肩胛动脉网（肩胛上动脉、颈横动脉降支、肩胛下动脉）和肩峰动脉网（胸肩峰动脉肩峰支、肩胛上动脉肩峰支、旋肱前动脉、旋肱后动脉）到达上肢。

第3节 臂 部

◀ 一、臂前区

（一）浅层结构

臂前区的皮肤较薄，浅筋膜薄而疏松。由臂外侧皮神经、臂内侧皮神经和肋间臂神经分布。头静脉和贵要静脉分别起自手背静脉网的桡侧和尺侧，到达臂前区后，头静脉沿肱二头肌外侧沟上行，最后经三角肌与胸大肌间沟，穿锁胸筋膜注入腋静脉或锁骨下静脉；肱二头肌外侧沟下部还有前臂外侧皮神经走行。贵要静脉和前臂内侧皮神经走行于肱二头肌内侧沟的下半，它们在臂中点平面出入深筋膜，贵要静脉汇入肱静脉，或直接续于腋静脉。

（二）深层结构

1. 筋膜与肌肉 臂前区的深筋膜较薄，向上移行于三角肌筋膜和腋筋膜；向下移行于前臂筋膜；在臂部屈、伸肌之间形成臂内、外侧肌间隔，附着于肱骨，并共同围成臂前区骨筋膜鞘，包绕肱二头肌、喙肱肌和肱肌。

 2. 血管神经束

（1）肱动脉（brachial artery） 在大圆肌下缘处续于腋动脉，沿肱二头肌内侧沟下行至肘窝深部；自上而下越过喙肱肌、肱三头肌长头和肱肌的前方。该动脉在臂部的分支有：①肱深动脉（deep brachial artery），起自肱动脉上端，与桡神经伴行于桡神经沟内，穿肱骨肌管至臂后区；沿途分支营养肱三头肌和肱肌。其终支为桡侧副动脉，参与构成肘关节网。②尺侧上副动脉，平肱肌起点处，发自肱动脉，与尺神经伴行，穿臂内侧肌间隔，达臂后区，参与肘关节网。③尺侧下副动脉，平肱骨内上髁上方 5cm 处起自肱动脉，经肱肌前面行向内侧，分为前、后两支，参与肘关节动脉网。肱动脉在臂上份居肱骨内侧，臂中份位于肱骨前内方，臂下份行于肱骨前方。因此，手压止血时，在臂上份、中份和下份应分别压向外侧、后外和后方。

（2）肱静脉（brachial vein）　有两条肱静脉与肱动脉伴行。

（3）正中神经（median nerve）　伴肱动脉沿肱二头肌内侧沟下行，在臂上部位于肱动脉的外侧，在臂中点平面越过动脉前方，向下行于肱动脉内侧至肘窝，向下穿旋前圆肌进入前臂。

（4）尺神经（ulnar nerve）　在臂上部位于肱动脉内侧，在臂中点上方离开肱动脉，穿臂内侧肌间隔入臂后区。

（5）桡神经（radial nerve）　在臂上部行于肱动脉后方，然后伴肱深动脉沿桡神经沟走行；绕肱骨中段背侧转向外下方，穿肱骨肌管至臂后区。

（6）肌皮神经（musculocutaneous nerve）　起自臂丛外侧束，穿喙肱肌，经肱二头肌与肱肌之间，行向外下方，发肌支支配上述3肌；其末支从肱二头肌与肱肌之间穿出，在肱二头肌外侧沟下份浅出深筋膜，称为前臂外侧皮神经。

二、臂后区

（一）浅层结构

臂后区皮肤较厚，浅筋膜较致密，有四条皮神经分布。

（1）臂外侧上皮神经　分布于三角肌区和臂外侧区的皮肤。

（2）臂外侧下皮神经　分布于臂外区下份的皮肤。

（3）臂后皮神经　分布于臂后区的皮肤。

（4）前臂后皮神经　分布于前臂后区的皮肤。

（二）深层结构

1. 筋膜与肌肉　臂后区的深筋膜厚而坚韧，借臂内、外肌间隔与肱骨共同围成臂后区骨筋膜鞘，包绕肱三头肌。该肌的内、外侧头、长头与肱骨桡神经沟形成一个绕肱骨中份后面的管道，称为肱骨肌管，内有桡神经及伴行的肱深血管，故又名桡神经管。

2. 血管神经束

（1）桡神经血管束　由桡神经和肱深血管组成。桡神经在大圆肌下缘与肱骨交角处斜向下外，于肱骨干后方与肱深动脉及两条伴行静脉经肱骨肌管，至臂中、下1/3交界处，与肱深动脉前支桡侧副动脉共同穿外侧肌间隔达臂前区。后者与桡侧返动脉吻合。肱深动脉后支中副动脉在臂后区下行，与骨间返动脉吻合。★由于桡神经穿肱骨肌管时，紧贴骨面，故肱骨中段骨折时，易伤及桡神经，致前臂伸肌麻痹，引起腕下垂。

（2）尺神经　与尺侧上副动脉伴行，在臂中份以下，行于臂内侧肌间隔后方，经肘后内侧沟至前臂前区。

第4节　肘　部

一、肘前区

（一）浅层结构

肘前区皮肤薄而柔软，浅筋膜疏松，浅静脉粗大，位于皮下。头静脉与前臂外侧皮神经行于肱二头肌腱外侧；贵要静脉与前臂内侧皮神经行于肌腱内侧。肘正中静脉通常从头静脉斜向上内，连于贵要静脉，吻合呈"N"形；或由前臂正中静脉至肘前区分为头正中静脉和贵要正中静脉，呈"Y"形分别汇入头静脉和贵要静脉。上述静脉管径粗大、位置表浅，比较固定，是临床上作静脉穿刺及导管插入的常用部位。肘浅淋巴结位于肱骨内上髁上方，贵要静脉附近，又名滑车上淋巴结；收纳手与前臂尺侧半的浅淋巴，其输出管注入腋淋巴结。

（二）深层结构

1. 筋膜 肘前区筋膜上续臂筋膜，下连前臂筋膜。从肱二头肌腱内侧，向下内止于前臂筋膜的部分，称为肱二头肌腱膜。其弓曲游离的上缘是肘前区重要的肌性标志，它与肱二头肌腱交角处，是触及肱动脉搏动和测量血压时的听诊部位。

2. 肘窝（cubital fossa） 是肘前区尖端朝向远侧的三角形凹陷。

（1）境界 上界为肱骨内、外上髁的连线，下外侧界为肱桡肌，下内侧界为旋前圆肌。肘窝浅面依次为皮肤、浅筋膜、深筋膜及肱二头肌腱膜；深面由肱肌与旋后肌组成，再后方为肘关节囊。

（2）内容 肱二头肌腱是肘窝内的中心标志。其内侧有肱动脉及两条伴行静脉，再内侧为正中神经。肱动脉在肘窝中点远侧2cm处分为桡、尺动脉；二者在肘窝内均发出返支参与肘关节动脉网的构成。桡动脉从肘窝尖处、尺动脉经旋前圆肌深面分别进入前臂桡、尺侧。肘深淋巴结位于肱动脉分叉处。正中神经越过尺动脉前方，穿旋前圆肌两头之间进入前臂。肱二头肌腱外侧，有前臂外侧皮神经穿出深筋膜，分布于前臂外侧皮肤。在肱肌与肱桡肌之间，有桡神经与桡侧副动脉伴行。平肱骨外上髁处，桡神经分为浅、深两支；浅支为感觉支，经肱桡肌深面达前臂桡侧；深支为混合性神经，穿旋后肌至前臂后区，改名为骨间后神经，支配前臂各伸肌。

◀ 二、肘后区

（一）肘后三角

★ 肘后三角（posterior cubital triangle）是指正常肘关节在屈肘呈直角时，肱骨内、外上髁与尺骨鹰嘴尖端，三点成一尖向远侧的等腰三角形，肘关节伸直时，3点成一直线。当肘关节脱位或骨折时，上述正常关系即发生改变。

（二）肘外侧三角

肘外侧三角（lateral cubital triangle）是指屈肘90°时，肱骨外上髁、桡骨头与尺骨鹰嘴尖端，3点成一尖向前的三角形。其中央点是肘关节穿刺的进针部位。伸肘时，上述3点间的凹陷称肘后窝，其深面适对肱桡关节，并可触及桡骨头，也是肘关节穿刺点。

（三）肘关节

1. 肘关节构成 肘关节由肱骨下端和桡、尺骨上端构成。肱骨滑车与尺骨滑车切迹构成肱尺关节；肱骨小头与桡骨关节凹构成肱桡关节；桡骨头环状关节面与尺骨桡切迹构成桡尺近侧关节。各关节面均覆盖一层关节软骨。上述三个关节共同包在一个关节囊内。

2. 关节囊与韧带 关节囊上端分别附着于冠突窝、桡窝和鹰嘴窝的上缘以及肱骨滑车内侧缘和肱骨小头外侧缘；下端附着于尺骨滑车切迹关节面的边缘、鹰嘴、冠突的边缘，以及桡骨环状韧带。关节囊的前、后壁薄而松弛，两侧有韧带加强。外侧为桡侧副韧带，由肱骨外上髁至桡骨环状韧带；内侧为尺侧副韧带，自肱骨内上髁至尺骨冠突和鹰嘴。此外，尚有桡骨环状韧带包绕桡骨头的环状关节面，将桡骨头紧紧束缚于尺骨桡切迹内。该韧带附着于尺骨桡切迹的前、后缘，形成一上口大，下口小的骨纤维环，容纳桡骨头在环内旋转而不易脱出。

3. 血液供应与神经支配 肘关节由肘关节动脉网供应血液。来自肘关节附近的正中神经、尺神经、桡神经和肌皮神经的分支分布于肘关节。

肘关节动脉网由肱动脉、桡动脉及尺动脉的数条分支，在肘关节前后吻合而成。

（1）尺侧下副动脉的前支与尺侧返动脉前支吻合。

（2）尺侧了副动脉后支、尺侧上副动脉与尺侧返动脉后支吻合。

（3）桡侧副动脉与桡侧返动脉吻合。

（4）中副动脉与骨间后动脉的骨间返动脉吻合。

肘关节动脉网构成了肘关节周围丰富的侧支循环途径。

肘后区皮肤厚而松弛，移动度较大，浅筋膜不甚发达，在皮肤与尺骨鹰嘴之间常有鹰嘴皮下囊。肱三头肌腱止于尺骨鹰嘴。肱骨内上髁与尺骨鹰嘴之间有尺神经通过。肘关节脱位或内上髁骨折时，均可伤及尺神经。

第5节 前臂部

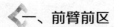一、前臂前区

（一）浅层结构

前臂前区皮肤较薄，移动度较大。浅筋膜中尺侧有贵要静脉及其属支，以及前臂内侧皮神经；桡侧有头静脉及其属支，以及前臂外侧皮神经；正中神经和尺神经的掌支均于屈肌支持带近侧浅出深筋膜。

（二）深层结构

1. **筋膜** 前臂前区的深筋膜薄而韧，近肘部有肱二头肌腱膜加强；远侧部在腕前部加厚，形成厚而坚韧的扁带，称为屈肌支持带。前臂前区的深筋膜向深部发出肌间隔，介于屈、伸肌之间，分别连于尺、桡骨；它与两骨和前臂骨间膜共同围成前臂前骨筋膜鞘。

2. **肌肉** 前臂肌前群共有9块，分为4层。

（1）第一层 从桡侧到尺侧依次为肱桡肌、旋前圆肌、桡侧腕屈肌、掌长肌及尺侧腕屈肌。

（2）第二层 只有指浅屈肌。

（3）第三层 桡侧为拇长屈肌，尺侧为指深屈肌。

（4）第四层 为旋前方肌。

旋前圆肌：两头分别起自肱骨内上髁与尺骨冠突，二者之间有正中神经穿过，尺头的深面有尺动脉穿过。肌纤维斜向下外，止于桡骨中1/3的外面及后面，此处近端有旋后肌附着，远端有旋前方肌附着。当桡骨骨折时，骨折线在旋前圆肌止点以上或以下，其错位结果不同。掌长肌：肌腹很短，肌腱细长，可屈腕并紧张掌腱膜。临床上可取其腱作肌腱移植用。约3.8%的人缺如。

★3. **血管神经束** 前臂前区有四个血管神经束。

（1）桡血管神经束 由桡动脉及其两条伴行静脉和桡神经浅支组成。走行于前臂桡侧屈、伸肌分界线上，此线是剖露桡骨的安全入路。

①桡动脉行于肱桡肌尺侧缘，有两条伴行静脉，此缘是暴露桡动脉的标志。该动脉上1/3位于肱桡肌与旋前圆肌之间，下2/3位于肱桡肌与桡侧腕屈肌之间，其远侧1/3位置表浅，为触摸脉搏处。

②桡神经浅支是桡神经干的直接延续，沿肱桡肌深面下行于桡动脉外侧；在前臂近侧1/3，两者相距较远，中1/3二者相伴行，远侧1/3又分开；经肱桡肌腱深面，转至前臂后区，分布于腕及手背桡侧半皮肤，以及桡侧两个半指近节指骨背侧皮肤。

（2）尺血管神经束 由尺动脉及两条伴行静脉和尺神经组成。

①尺动脉经旋前圆肌深面，穿指浅屈肌腱弓至前臂前区尺侧；在前臂近侧 1/3，位于指浅屈肌深面，在远侧 2/3，位于尺侧腕屈肌与指浅屈肌之间，经屈肌支持带的浅面、豌豆骨桡侧入手掌。尺动脉上端发出骨间总动脉，该动脉分为骨间前、活动脉，分别行于前臂骨间膜前、后方。

②尺神经自肘后尺神经沟下行，穿尺侧腕屈肌腱弓的深面入前臂前区。在前臂近侧 1/3 与尺血管相距较远，于远侧 2/3 伴行于尺血管尺侧，经腕部豌豆骨桡侧入手掌。尺神经发肌支支配尺侧腕屈肌、指深屈肌尺侧半；于桡腕关节近侧 5cm 处分出手背支，分布于手背尺侧半皮肤。

（3）正中神经血管束　由正中神经及其伴行血管组成。

①正中神经穿旋前圆肌肱、尺二头之间，经指浅、深屈肌腱弓深面，至前臂中 1/3 位于指浅、深屈肌之间，远侧 1/3 位于桡侧腕屈肌与掌长肌之间。手术中应注意与掌长肌腱的鉴别。正中神经发肌支支配旋前圆肌、桡侧腕屈肌、掌长肌和指浅屈肌，并发出掌支分布于手掌近侧部皮肤。正中神经的桡侧没有分支，是其安全侧。

②骨间前动脉的分支及其伴行静脉是正中神经的伴行血管。

（4）骨间前神经血管束　由骨间血管和神经组成。骨间前神经是正中神经的分支，与起自骨间总动脉的骨间前动脉伴行，位于前臂骨间膜前方，拇长屈肌和指深屈肌之间，旋前方肌深面。发支支配拇长屈肌、指深屈肌桡侧半和旋前方肌。

4. 前臂屈肌后间隙　位于前臂前区远侧 1/4，指深屈肌、拇长屈肌腱与旋前方肌之间；两侧界分别为桡、尺侧腕屈肌及前臂筋膜。远侧经腕管与手掌的筋膜间隙相通。当前臂或掌间隙感染时，可互相蔓延。

二、前臂后区

（一）浅层结构

前臂后区皮肤较厚，移动度较小。浅筋膜内有头静脉和贵要静脉的属支，彼此吻合成网。前臂后皮神经是桡神经的分支，与前臂内、外侧的皮神经共同分布于该区的皮肤。

（二）深层结构

1. 筋膜　前臂后区的深筋膜厚而坚韧，近侧份为肱三头肌腹腱增强；远侧在腕背侧增厚形成伸肌支持带。深筋膜与前臂内、外侧肌间隔，尺、桡骨及前臂骨间膜共同围成前臂后骨筋膜鞘。

2. 肌肉　前臂肌后群共 10 块，分为两层。

（1）浅层　共有 5 块肌，自桡侧向尺侧依次为：桡侧腕长伸肌、桡侧腕短伸肌、指伸肌、小指伸肌和尺侧腕伸肌。它们以一个共同起点，即伸肌总腱起自肱骨外上髁后面；另外还起自深筋膜深面及各肌之间的肌间隔。

（2）深层　有 5 块肌，旋后肌位于上外侧部，其余从桡侧向尺侧为：拇长展肌、拇短伸肌、拇长伸肌和示指伸肌。由于伸、展拇指的 3 块肌肉从深层浅出，经桡侧腕长、短伸肌腱的浅面，故将浅层肌又分为两群：外侧群为桡侧腕长、短伸肌及肱桡肌；后群为指伸肌、小指伸肌和尺侧腕伸肌；分别由桡神经和骨间神经的分支支配。两肌群间的缝隙，因无神经走行，是前臂后区手术的安全入路。

3. 血管神经束　由骨间后神经、血管组成，走行于浅、深层伸肌之间。

（1）桡神经深支和骨间后神经　桡神经在肘窝分为浅、深二支。深支行向下后，发支支配桡侧腕长、短伸肌和旋后肌，随后穿入旋后肌，并在桡骨头下方 5~7cm 处穿出该肌，改名为骨间后神经，发支支配其余诸肌。

（2）骨间后动脉　起自骨间总动脉，经骨间膜近侧缘进入前臂后区，在浅、深层之间伴骨间后神经下行，分支营养临近诸肌，并参与肘关节动脉网。该动脉有骨间后静脉伴行。

第6节　腕　和　手

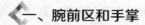

一、腕前区和手掌

（一）表面解剖

1. **三条腕横纹**　腕近侧纹平尺骨头；腕中纹不恒定，约平尺、桡骨茎突；腕远侧纹平屈肌支持带的近侧缘，其中点正对掌长肌腱隆起，是正中神经入掌处。

2. **三条腱隆起**　当用力握拳、屈腕时，腕前可见三条纵行肌腱隆起。掌长肌腱居腕前中线，其深面有正中神经，其桡侧为桡侧腕屈肌腱；该腱与桡骨茎突之间有桡动脉，是常用诊脉的部位；尺侧腕屈肌腱居最内侧。

3. **三条掌纹**　鱼际纹其深面有正中神经通过。掌中纹斜行，型式不一，其桡侧端与鱼际纹重叠；该纹与掌中线的交点，标志掌浅弓的顶点。掌远纹横行。

（二）浅层结构

1. **皮肤与浅筋膜**　腕前区皮肤及浅筋膜薄而松弛，有正中神经、尺神经的掌支，以及前臂内、外侧皮神经的分支分布。掌部皮肤厚而坚韧，角化层较厚，无毛囊及皮脂腺，但汗腺丰富。

2. **浅血管、淋巴管及皮神经**　浅动脉分支细小，数目多，且无静脉伴行。浅静脉及浅淋巴管多吻合成网。尺神经掌支、正中神经掌支和桡神经浅支分别分布于掌内侧1/3、外侧2/3和鱼际外侧部皮肤，彼此间分布互有重叠。

3. **掌短肌**　属退化的皮肌，有固定浅筋膜、保护深面尺神经血管的作用。

（三）深层结构

1. **筋膜与肌肉**　前臂深筋膜在腕前区的延续为腕部深筋膜，并增厚形成屈肌支持带。

①屈肌支持带（flexor retinaculum）是腕前深筋膜增厚形成的扁带，厚而坚韧。它与腕骨沟共同构成腕管。掌长肌腱、尺神经和尺动脉经屈肌支持带浅面入掌；指浅、深屈肌腱及其滑膜鞘，拇长屈肌腱及其滑膜鞘和正中神经均经其深面入掌；桡侧腕屈肌腱穿过屈肌支持带在大多角骨附近入掌。

★②腕管（brachial canal）由屈肌支持带与腕骨沟共同围成。管内肌腱形成屈肌总腱鞘和拇长屈肌腱鞘，两鞘之间有正中神经通过入手掌。腕骨骨折时可压迫正中神经，引起腕管综合征。

2. **掌部深筋膜**　分为浅、深两层。

①浅层掌心部有掌长肌腱纤维增强，厚而坚韧，呈三角形，称为掌腱膜。在掌骨头处，由位于指蹼深面的掌浅横韧带与掌腱膜纵、横纤维束围成3个指蹼间隙，是至手指的血管、神经穿过的部位，又是手掌、手背与手指三者间的通道。掌腱膜可协助屈指；外伤和炎症时，可引起掌腱膜挛缩，影响手指运动。

②深层位于指屈肌腱与骨间肌、掌骨之间，又称骨间掌侧筋膜。

3. **骨筋膜鞘及其内容**　自掌腱膜内、外侧缘发出内、外侧肌间隔；分别经小鱼际外侧，鱼际肌和拇收肌之间伸向背侧，止于第5和第1掌骨。手掌深筋膜的浅、深两层与内、外侧肌间隔围成手掌骨筋膜鞘，分为外侧、中间和内侧三鞘。

（1）**外侧鞘**　又名鱼际鞘，由鱼际筋膜、外侧肌间隔和第1掌骨围成。内有鱼际肌、拇长屈肌腱及其腱鞘，以及拇指的血管、神经等。

（2）**中间鞘**　位于掌腱膜，内、外侧肌间隔，骨间掌侧筋膜内侧部及拇收肌筋膜之间。内有指浅、深屈肌的 8 条肌腱，4 块蚓状肌，屈肌总腱鞘，以及掌浅弓、指血管和神经等。

（3）内侧鞘　又名小鱼际鞘，由小鱼际筋膜、内侧肌间隔和第 5 掌骨围成。内有小鱼际肌，以及小指的血管、神经等。

4. **手掌的血管**　手的血液来自桡动脉和尺动脉的分支，彼此吻合成掌浅弓和掌深弓。

★（1）掌浅弓（superficial palmar arch）　由尺动脉终支和桡动脉的掌浅支吻合构成，自弓的凸缘发出至小指尺侧的小指尺掌侧动脉后，又发出 3 条指掌侧总动脉行向指蹼间隙，各分为 2 支指掌侧固有动脉，分布于相邻两指相对缘的皮肤等。

★（2）掌深弓（deep palmar arch）　由桡动脉终支与尺动脉掌深支吻合构成，与尺神经深支伴行。由弓的远侧缘发出 3 条掌心动脉至掌指关节处，分别与相应的指掌侧总动脉吻合。

★ 5. **手掌的神经**　手掌面有尺神经、正中神经和它们的分支分布。

（1）尺神经（ulnar nerve）　主干经屈肌支持带浅面，伴行于尺动脉尺侧入手掌，在豌豆骨外下方分为浅、深两支。浅支发支至掌短肌，并在该肌深面分为两支：指掌侧固有神经至小指掌面内侧缘；指掌侧总神经，与同名动脉伴行，分为两支指掌侧固有神经，至小指与环指相对缘皮肤。经深支主要为肌支，发支支配小鱼际肌、第 3、4 蚓状肌、拇收肌及 7 块骨间肌。该支经豌豆骨与钩骨间的一段，易受损伤，也可成"爪形手"。

（2）正中神经（median nerve）　经腕管进手掌，分内侧支和外侧支。内侧支发返支支配除拇收肌以外的鱼际肌。返支表浅，易受损伤，使拇指丧失对掌功能。外侧支发出 3 条指掌侧总神经，平掌骨头处分为两支指掌侧固有神经，分布于桡侧 3 个半指掌侧及其中、远节背侧的皮肤；并发肌支支配第 1、2 蚓状肌。

6. **手掌的筋膜间隙**　位于掌骨筋膜鞘的中间鞘内，指深屈肌腱、蚓状肌、屈肌总腱鞘及骨间掌侧筋膜之间，内有疏松结缔组织填充。中间鞘内有掌中间隔，此隔将掌中间鞘分为外侧的鱼际间隙和内侧的掌中间隙。

（1）掌中间隙（midpalmar space）　位于中间鞘的尺侧半，以掌中间隔与鱼际间隙分开。此间隙的近端位于屈肌总腱鞘的深面，经腕管与前臂屈肌后间隙相通；其远侧经第 2~4 蚓状肌鞘达第 2~4 指蹼间隙，并与指背相交通。

（2）鱼际间隙（thenar space）　位于中间鞘的桡侧半，掌中间隔、外侧肌间隔与拇收肌筋膜之间，远侧经第 1 蚓状肌鞘与示指背侧相通。

◀ 二、手背

（一）表面解剖

1. **骨性标志**　腕背部可触及桡骨背侧结节，尺骨头以及尺、桡骨茎突。

★ 2. **解剖学"鼻烟窝"**　位于腕和手背桡侧，当伸、展拇指时，呈尖向拇指的三角形凹陷。其桡侧界为拇长展肌腱和拇短伸肌腱；尺侧界为拇长伸肌腱；近侧界为桡骨茎突；窝底为手舟骨及大多角骨，并可触及桡动脉搏动。当舟骨骨折时，因肿胀鼻烟壶消失，窝底可有压痛。

3. **肌性标志**　伸指肌腱隔皮清晰可见。当拇指内收时，第 1 骨间背侧肌形成隆起，其近侧端为桡动脉入掌处。

（二）浅层结构

手背皮肤薄而柔软，有毛和皮脂腺；浅筋膜薄而松弛，移动度较大。手背浅静脉丰富，吻合成手背静脉网，桡侧和尺侧分别与拇指和小指的静脉合成头静脉和贵要静脉的起端。手背浅淋巴管与浅静脉伴行，淋巴回流与静脉相似，故当手指和手掌感染时，手背较手掌肿胀明显。皮神经有桡神经浅支和尺神经手背支，各发 5 条指背神经，分别布于手背桡侧半和尺侧半，以及各两个半手指背侧皮肤。

（三）深层结构

1. 伸肌支持带（extensor retinaculum） 又名腕背侧韧带，由腕背深筋膜增厚而成；内侧附于尺骨茎突和三角骨，外侧附于桡骨远端外侧缘。它向深面发出5个隔，附于尺、桡骨背面，形成6个骨纤维性管道，有9块前臂伸肌的肌腱及其腱鞘通过。从桡侧至尺侧依次为：①拇长展肌与拇短伸肌腱；②桡侧腕长、短伸肌腱。③拇长伸肌腱；④指伸肌与示指伸肌腱；⑤小指伸肌腱；⑥尺侧腕伸肌腱。

2. 手背筋膜间隙 手背深筋膜分浅、深两层。浅层是伸肌支持带的延续，并与伸指肌腱结合，形成手背腱膜，其两侧分别附着于第2、5掌骨。手背深筋膜深层，又名骨间背侧筋膜，覆盖第2~5掌骨及第2~4骨间背侧肌表面。它在掌骨近端以纤维隔与手背腱膜相结合，远端在指蹼处两层筋膜彼此结合。因此，手背浅筋膜、手背腱膜和手背深筋膜深层，3层之间形成2个筋膜间隙，即手背皮下间隙和腱膜下间隙，二者常彼此交通。当感染时可互相扩散，使整个手背肿胀。

第7节　临床病例分析参考答案

病例 7-1

问题（1）参考答案：胸长神经损伤。胸长神经损伤致前锯肌瘫痪，肩胛骨下角离开胸廓而突出于皮下为"翼状肩"，不能助外展的臂举高，所以手臂难于上举。

问题（2）参考答案：肩胛骨骨折和（或肋骨骨折）。

问题（3）参考答案：胸背神经。肩关节后伸、内收和旋内受限。

病例 7-2

问题（1）参考答案：桡侧腕屈肌腱和掌长肌腱，正中神经；桡动脉。

问题（2）参考答案：不会，正中神经支配前臂屈肌的分支在损伤部位以上已发出，但手的功能会受影响。

病例 7-3

问题（1）参考答案：桡神经；前臂伸肌群瘫痪，抬臂时呈"垂腕"状，第1、2掌骨间背面皮肤感觉障碍。

问题（2）参考答案：骨折两端的肌肉牵拉导致的结果。

问题（3）参考答案：不会。支配肱三头肌的分支已在进入桡神经沟前发出，肱深动脉其终支参与肘关节动脉网构成，但其损伤不致导致其供血区缺血。

病例 7-4

问题（1）参考答案：左侧腋神经。

问题（2）参考答案：因患者错误使用腋杖致腋窝压力太大，压迫腋神经；正确地使用腋杖，承受力量应是手而不是腋窝，或换其他类型的拐杖；①进一步发展会导致：②肩及臂上部皮肤感觉障碍；肩不能外展；③三角肌萎缩，呈"方肩"畸形。

病例 7-5

问题（1）参考答案：窝底为手舟骨和大多角骨，当腕关节过伸时舟骨易骨折，此时"鼻烟窝"肿胀，压痛明显。

问题（2）参考答案：舟骨骨折通常无位置变化（移位），故较难发现。

问题（3）参考答案：舟骨骨折常伤及血管致其缺血，造成骨折难愈合或舟骨坏死。

病例 7-6

问题（1）参考答案：幼儿的桡骨头没有发育完全，较小，易从桡骨头环状韧带脱出。

问题（2）参考答案：肘关节屈曲并旋后固定治疗。

病例 7-7

问题（1）参考答案：患者症状与掌中间隙周围结构受感染相吻合。

问题（2）参考答案：手背肿胀是由于感染从掌中间隙经指蹼间隙蔓延到手背；进一步感染可经腕管蔓延至前臂屈肌间隙。

问题（3）参考答案：中指与环指间指蹼。

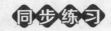

同步练习

一、选择题

1. 有关头静脉的描述何者是错的

    A. 起于手背静脉网的桡侧端   B. 沿肱二头肌内侧沟上行

    C. 行走在三角肌胸大肌间沟内   D. 穿过锁胸筋膜汇入腋静脉

    E. 通过肘正中静脉与贵要静脉相吻合

2. 胸小肌上缘穿入锁胸筋膜的结构是

    A. 胸内侧神经   B. 胸肩峰动脉   C. 胸外侧动脉

    D. 胸外侧神经   E. 头静脉

3. 有关胸长神经的描述何者是错误的

    A. 支配前锯肌   B. 位于胸外侧动脉的后方

    C. 在背阔肌的外侧缘向胸壁的表面投影处可找到该神经   D. 发自臂丛的内侧束

    E. 腋淋巴结的胸肌淋巴结与其相毗邻

4. 下列有关喙肱肌的描述何者是错的

    A. 有肌皮神经穿过   B. 正中神经外侧头位于其和腋动脉之间

    C. 在其内侧，腋动脉和腋静脉之间可找到尺神经

    D. 在其下端与肱二头肌之间有肌皮神经穿出改名前臂外侧皮神经

    E. 其为臂部寻找血管、神经的一个重要标志

5. 尺神经

    A. 自臂丛外侧束发出   B. 支配指浅屈肌尺侧份

    C. 自旋前圆肌止点的浅面经过   D. 与尺动脉全长均伴行，并位于尺动脉的尺侧

    E. 在臂中点处，自前向后穿内侧肌间隔

6. 正中神经

    A. 在前臂上份其外侧缘为安全区   B. 支配全部指深、浅屈肌

    C. 行于肱二头肌外侧沟内   D. 经肱二头肌腱下方入肘窝

    E. 支配前臂前群肌第 1、2 层及指深屈肌桡侧半

7. 腋神经

    A. 起自臂丛后束，与旋肱前动脉伴行   B. 与肱深血管伴行，穿肱骨肌管

    C. 与旋肩胛动脉伴行，穿三边孔   D. 与旋肱后动脉伴行，穿四边孔

    E. 以上都不是

8. 肱动脉

A. 在肘窝处与正中神经及尺神经伴行　　　　B. 在臂部与头静脉伴行

C. 在肱二头肌腱下缘与旋前圆肌交叉处分为桡动脉和尺动脉

D. 在臂中点处正中神经由其外侧转到内侧

E. 在背阔肌腱上方发出肱深动脉与桡神经伴行

9. 沿胸外侧血管排列的腋淋巴结是

　　A. 锁骨下淋巴结群（尖群）　　　　　　　B. 胸肌淋巴结群（前群）

　　C. 肩胛下淋巴结群（后群）　　　　　　　D. 外侧淋巴结群

　　E. 中央群

10. 行经肱二头肌内侧沟的有

　　A. 肱血管和正中神经　　　　　　　　　　B. 肱血管、正中神经及贵要静脉

　　C. 肱血管、正中神经及桡神经　　　　　　D. 肱血管、正中神经及头静脉

　　E. 肱血管、正中神经及尺神经

11. 在肘窝内，肱二头肌腱内侧有

　　A. 肱动脉及其两条伴行静脉　　　　B. 尺神经　　　　　C. 桡神经

　　D. 尺侧上副动脉　　　　　　　　　E. 以上都不是

12. 下列有关桡动脉的描述，何者是错的

　　A. 前臂中 1/3 处与桡神经浅支伴行　　　B. 有两条伴行静脉　　　C. 位于肱桡肌深面

　　D. 于鼻烟窝底部可触及其搏动　　　　　E. 位于桡侧腕屈肌腱尺侧

13. 前臂

　　A. 桡动脉位于肱桡肌桡侧　　　　　　　　B. 桡神经浅支与桡侧腕屈肌腱有交叉

　　C. 骨间前动脉从尺动脉本干发出，行于骨间膜前面

　　D. 桡神经深支行于旋后肌深浅二层间

　　E. 尺动脉深支穿腕管与桡动脉深支构成掌深弓

14. 经过腕管的结构为

　　A. 尺侧腕屈肌　　B. 尺神经的深支　　C. 尺动脉　　D. 正中神经　　E. 桡动脉

15. 正中神经返支

　　A. 发自内侧支　　B. 支配鱼际诸肌　　C. 跨过拇短屈肌浅面，深入拇短屈肌深面

　　D. 支配第一蚓状肌　　　　　　　　E. 以上都不是

16. 掌深弓

　　A. 由尺动脉终支与桡动脉深支构成　　　B. 弓顶投影适对掌中纹　　C. 位于掌中间隙内

　　D. 一般位于尺神经深支的浅面　　　　E. 发出 3 条指掌侧总动脉

17. 鱼际间隙

　　A. 位于拇收肌筋膜的后方　　　　　　　　B. 　内侧界为掌中间隔

　　C. 近侧经腕管与前臂屈肌后间隙相通　　　D. 内有正中神经返支

　　E. 内有掌浅弓

18. 肱骨肌管

　　A. 内有肱动脉　　B. 由肱肌、肱桡肌与肱骨桡神经沟围成　　C. 肱深动脉在其中无分支

　　D. 桡神经在其中发支支配肱三头肌外侧头，内侧头及肘肌　　E. 以上均错

19. 桡神经深支穿过

　　A. 喙肱肌　　B. 旋前圆肌　　C. 旋后肌　　D. 三边孔　　E. 四边孔

20. 穿三边孔的结构

A. 腋神经及腋血管　　　　　　B. 旋肱前动脉　　　　　　C. 腋神经及旋肱后动脉

D. 旋肩胛动脉及胸背神经　　　E. 以上都不对

21. 在做胸前区解剖时，由浅至深暴露腋动脉第 1 段的层次为

A. 皮肤、浅筋膜、胸小肌、锁胸筋膜　　　B. 皮肤、浅筋膜、胸大肌、锁胸筋膜、腋鞘

C. 皮肤、浅筋膜、胸大肌、胸小肌及其筋膜　D. 皮肤、浅筋膜、锁骨下肌及锁胸筋膜

E. 无上述情况

22. 胸小肌为胸前区的一个标志性结构，包绕它的深筋膜向上附着于锁骨下肌，形成了锁胸筋膜，在其上缘穿入筋膜的结构是

A. 胸内侧神经　　　　　　B. 胸肩峰动脉　　　　　　C. 胸外侧动脉

D. 胸外侧神经　　　　　　E. 头静脉

23. 胸小肌为胸前区的一个标志性结构，包绕它的深筋膜向上附着于锁骨下肌，形成了锁胸筋膜，在其上缘穿出筋膜的结构是

A. 头静脉　　　B. 胸外侧神经　　　C. 胸内侧神经　　　D. 胸外侧动脉　　　E. 以上都不对

24. 在做乳腺癌切除术时，要切除沿胸外侧血管排列的腋淋巴结是

A. 胸肌淋巴结群（前群）　　B. 锁骨下淋巴结（尖群）　　C. 中央群

D. 肩胛下淋巴结群（后群）　E. 外侧淋巴结群

25. 某女性患者 38 岁，右侧乳腺外侧发现有肿块，并被诊断为乳腺癌，为了检查其癌细胞有否转移，医生要检查其胸肌淋巴结，请问：该触及的部位是

A. 腋后襞深面　　　　　　B. 腋窝底部　　　　　　C. 腋前襞深面

D. 臂上端内侧　　　　　　E. 无上述情况

26. 肱骨外科颈骨折时，常可伴有三角肌的瘫痪，这是因为损伤了从臂丛后束发出的，并穿过四边孔的神经，请问该神经是

A. 肩胛下神经　　　　　　B. 胸长神经　　　　　　C. 胸背神经

D. 腋神经　　　　　　　　E. 桡神经

27. 病人主诉右手桡侧 3 个半手指发麻，夜间痛醒，医生检查后认为是通过腕管的神经受损，请问是什么神经

A. 桡神经深支　　　　　　B. 桡神经浅支　　　　　　C. 正中神经

D. 尺神经手背支　　　　　E. 尺神经

28. 患者右侧锁骨中、外 1/3 处骨折，发现其内侧断端向上，外侧断端向下移位，请问内侧断端向上移位是下列什么肌肉牵拉所致

A. 胸锁乳突肌　　　　　　B. 锁骨下肌　　　　　　C. 三角肌

D. 斜方肌　　　　　　　　E. 胸大肌

29. 肘正中静脉与其深面的神经血管分开的结构是

A. 包被肱肌的筋膜　　　　B. 肘浅筋膜　　　　　　C. 肱二头肌腱膜

D. 肘肌　　　　　　　　　E. 肱二头肌腱

30. 正中神经和尺神经的运动纤维，共同支配的肌有

A. 骨间掌侧肌　　　　　　B. 骨间背侧肌　　　　　　C. 蚓状肌

D. 拇对掌肌　　　　　　　E. 小指对掌肌

二、名词解释

1. 提携角

2. 肘窝

3. 掌浅弓

三、问答题
1. 在胸小肌上、下缘各能观察到哪些结构？
2. 以喙肱肌为标志，叙述腋腔内神经、血管和淋巴结的毗邻关系。
3. 请叙述桡神经行径，分布范围及损伤后主要表现。
4. 请叙述腋腔的位置及各壁的构成。
5. 手指血管，神经的走行特点和临床意义？

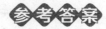

一、选择题
1.B 2.E 3.D 4.D 5.E 6.A 7.D 8.D 9.B 10.B 11.A 12.E 13.D 14.D 15.E
16.D 17.B 18.D 19.C 20.E 21.B 22.E 23.B 24.A 25.C 26.D 27.C 28.A 29.C
30.C

二、名词解释
1. 答：上肢轴线是经肱骨头—肱骨小头—尺骨头中心的连线。肱骨的纵轴称臂轴，尺骨的长轴称前臂轴。该2轴的延长线在肘部构成向外开放的夹角，正常时为165°~170°，其补角为10°~20°，称提携角。

2. 答：肘窝是肘前区尖端朝向远侧的三角形凹陷。上界为肱骨内、外上髁的连线，下外侧界为肱桡肌，下内侧界为旋前圆肌。肱二头肌腱是肘窝内的中心标志。其内侧有肱动脉及两条伴行静脉，再内侧为正中神经。

3. 答：由尺动脉终支和桡动脉的掌浅支吻合构成，自弓的凸缘发出至小指尺侧的小指尺侧动脉后，又发出3条指掌侧总动脉行向指蹼间隙，各分为2支指掌侧固有动脉，分布于相邻两指相对缘的皮肤等。

三、问答题
1. 答：胸小肌上缘的结构：在胸小肌上缘至锁骨下肌和喙突之间，由深筋膜形成一个三角形的锁胸筋膜，穿过此筋膜的结构有：①头静脉，沿三角肌胸大肌间沟走行，在锁骨下方穿过锁胸筋膜注入腋静脉。②胸肩峰动脉与胸外侧神经相互伴行，共同穿出锁胸筋膜，动脉分布于胸大肌、胸小肌和三角肌等处。③胸肩峰静脉及收集乳房上部的淋巴管也穿过此筋膜，分别注入腋静脉和锁骨下淋巴结。

胸小肌下缘的结构：①胸外侧动脉，沿胸小肌下缘向下行于胸廓外侧面，分布于胸大肌、胸小肌、前锯肌和乳房。②胸长神经，于胸外侧动脉的后方，沿前锯肌下降，并支配该肌。③胸背神经，在胸外侧动脉的后方，沿肩胛骨腋缘至背阔肌外侧缘中点内面并支配该肌。④腋淋巴结前群，位于胸外侧动脉周围；后群位于肩胛下动脉周围。

2. 答：喙肱肌内侧的大动脉是腋动脉，在腋动脉内侧是腋静脉。腋动脉被胸小肌覆盖的部分为第2段，臂丛集合成3束，分别包绕第2段的外、内、后3面，故名外侧束、内侧束和后束，发出臂丛的5条主要神经。这些神经分别位于腋动脉的第3段周围。内侧束和外侧束的4条分支构成一个"M"形，发出肌皮神经、正中神经、尺神经。肌皮神经位于腋动脉的外侧，发出后不久即穿喙肱肌，进入肱二头肌与肱肌之间。内、外侧束各有1个头合成正中神经，内侧束发出的内侧头是斜跨腋动脉的前方，与外侧头合成正中神经，位于腋动脉的前外侧。内侧束另1个主要分支是尺神经，位于腋动脉的内侧，即腋动、静脉之间的深面。后束的2个分支，即桡神经与腋神经，均位于腋动脉的后面。臂丛的5条主要分支中只有腋神经是横行的，它穿四边孔后紧绕肱骨外科颈走行。另外，内侧束还发出臂内侧皮神经，它经过腋静脉后方然后转向腋静脉内侧至其前面。在腋静脉的内侧还有腋淋巴结外侧群，收集上肢的淋巴液。

3. 答：（1）走行：桡神经由臂丛后束发出，在臂上部行于肱动脉后方，然后伴肱深动脉沿桡神经沟走行；绕肱骨中段背侧转向外下方，穿肱骨肌管至臂后区，分为浅、深两支。

（2）分支分布：①在臂部发肌支支配肱三头肌、肱桡肌和桡侧腕伸肌。②桡神经浅支：至手背区，分布于手背桡侧半及桡侧2个半指近节指背皮肤。③桡神经深支：支配前臂肌后群。

（3）损伤后表现　肱骨中段或肱骨中下1/3交界处骨折易合并损伤桡神经。损伤主要表现为不能伸腕，导致"垂腕征"。

4. 答：腋腔为锥形腔隙，位于臂上部和胸外侧壁之间。顶由锁骨中1/3段、第1肋和肩胛骨上缘围成，是腋腔的上口，与颈根部相通。底由浅至深为皮肤、浅筋膜及腋筋膜，皮肤借纤维隔与腋筋膜相连。4壁：前壁由胸大肌、胸小肌，锁骨下肌和锁胸筋膜构成。外侧壁由肱骨结节间沟、肱二头肌短头和喙肱肌组成。内侧壁由前锯肌及深面的上4个肋与肋间隙构成。后壁由肩胛下肌、大圆肌、背阔肌与肩胛骨构成。

5. 答：每个手指都有2条指掌侧固有动脉和2条指背动脉，分别与同名神经伴行，分别行于指掌、背侧面与侧面的交界线上。手指的静脉，主要位于背侧；淋巴管与指腱鞘、指骨骨膜淋巴管相交通，故感染时可相互蔓延。

临床意义：手指外伤出血时，可压迫手指两侧，以止血；手指感染如脓毒、指头炎等如需切开引流时，切口方向应与手指平行，以免损伤血管和神经。

第8章 下 肢

学习目的

1. 掌握 下肢的体表标志和动脉、神经的体表投影；通过梨状肌上、下孔及坐骨小孔的血管和神经；掌握大隐静脉及其属支的特点，注入股静脉的部位；阔筋膜及其形成的隐静脉裂孔、髂胫束、肌间隔及骨筋膜鞘；肌腔隙、血管腔隙、股鞘和股三角的组成及内容，股环、股管的界壁及其临床意义；收肌管的组成及行经管内的结构；坐骨神经与梨状肌的关系；膝关节的结构特征；腓总神经和胫神经的发起行程，分支分布；腘窝的内容及血管、神经的位置关系；踝管的形成及通过的内容及其临床意义；坐骨神经在股后区的行程、分支分布。

2. 熟悉 臀部的皮肤、浅筋膜、皮神经、深筋膜和肌的分层；髋关节的结构特点及其临床意义；股四头肌及内收肌群的配布及作用；股前区、膝前区与小腿前区；小腿前、外侧群肌的配布及功能；股后区的皮神经与肌；踝部深筋膜增厚所形成的肌支持带；踝关节的形态特点及其临床意义。足背动脉的行程及分支。

3. 了解 皮肤、浅筋膜、阴部外动脉、腹壁浅动脉、旋髂浅动脉的行程及分布；膝前区、小腿前区的浅、深筋膜的特点；膝前区、小腿前区的浅、深层：浅静脉、皮神经、肌间隔和肌筋膜鞘；足底部的血管和神经；足底筋膜鞘、足部关节、足弓及常见的畸形足的解剖学基础。

第1节 概 述

下肢（lower limb）除具有行走和运动的功能外，还可使身体直立和支持体重。

一、境界与分区

下肢与躯干直接相连。前方以腹股沟与腹部分界；后方以髂嵴与腰、骶部分界。上端内侧为会阴部。下肢全长分为臀、股、膝、小腿及踝和足部。除臀部外，其余各部又可分若干区。

二、表面解剖

（一）体表标志

（1）臀部与股部 在臀部的上界，可扪及髂嵴全长及前端的髂前上棘和后端的髂后上棘。

在髂前上棘后上方约 5cm 处，可扪及髂结节。其下方约 10cm 处能触及股骨大转子。髋关节屈曲时，在臀下部内侧可摸及坐骨结节。在腹股沟内侧端的前内上方，可扪及耻骨结节，向内为耻骨嵴，两侧耻骨嵴连线中点稍下方为耻骨联合上缘。髂前上棘与耻骨结节之间为腹股沟韧带。

（2）膝部前方可扪及髌骨和下方的髌韧带，其下端可触及胫骨粗隆。髌骨两侧分别可触及上方的股骨内、外侧髁和下方的胫骨内、外侧髁。股骨内、外侧髁的突出部为股骨内、外上髁，股骨内上髁的上方可触及收肌结节。屈膝时，在膝部后方两侧可摸到外侧的股二头肌腱和内侧的半腱肌、半膜肌腱。

（3）小腿部　前面为纵行的胫骨前嵴。在胫骨粗隆后外方可触及腓骨头及下方的腓骨颈。

（4）踝部两侧可扪内踝和外踝，后方可扪及跟腱，其下方为跟骨结节。足内侧中部稍后有舟骨粗隆，外侧中部可触及第 5 跖骨粗隆。

★（二）对比关系

常用的对比关系有：

1. Nelaton 线　侧卧，髋关节屈 90°~120°，坐骨结节至髂前上棘的连线。

2. Kaplan 点　仰卧，两下肢并拢伸直，当两髂前上棘处于同一水平面时，由两侧大转子尖过同侧髂前上棘作延长线。正常时两侧延长线相交于脐或脐以上，相交点称 Kaplan 点。

★（三）　颈干角和膝外翻角

股骨颈与股骨体长轴之间向内的夹角叫颈干角，正常成人约 125°~130°。股骨体长轴轴线与胫骨长轴线在膝关节处相交成向外的夹角，正常时约 170°，其补角称膝外翻角，男性者略小于女性。若外侧夹角 <170° 为膝外翻（"X"形腿），>170°。

（四）　体表投影

1. **臀上动、静脉与神经**　髂后上棘与股骨大转子尖连线的中、内 1/3 交点为其出入盆腔的投影点。

2. **臀下动、静脉与神经**　其出盆腔的投影点在髂后上棘至坐骨结节连线的中点。

3. **坐骨神经**　坐骨神经干的体表投影位置为股骨大转子与坐骨结节连线的中、内 1/3 交点至股骨内、外侧髁之间中点（或腘窝上角）的连线。

4. **股动脉**　大腿微屈并外展、外旋时，由髂前上棘至耻骨联合连线的中点至收肌结节连线的上 2/3 段。

5. **腘动脉**　股后面中、下 1/3 交界线，与股后正中线交点内侧约 2.5cm 处至腘窝中点连线为斜行段投影。腘窝中点至腘窝下角连线为垂直段投影。

6. **胫前动脉**　腓骨头到胫骨粗隆连线的中点与内、外踝前面连线中点的连线。

7. **胫后动脉**　腘窝下角至内踝与跟腱内缘之间中点的连线。

8. **足背动脉**　内、外踝经足背连线的中点至第 1、2 跖骨底之间的连线。

第2节　臀　　部

◀一、境界

上为髂嵴，下为臀沟，内侧为骶、尾骨外侧缘，外侧为髂前上棘至大转子间的连线。

◀二、浅层结构

浅筋膜中皮神经分 3 组：臀上皮神经（superior cluneal nerves）由第 1~3 腰神经后支的外侧支组成。一般有 3 支，以中支最长，有时可达臀沟。臀下皮神经（inferior cluneal nerves）发自股后皮神经，绕臀大肌下缘至臀下部皮肤。臀内侧皮神经（medial cluneal nerves）在髂后上棘至尾骨尖连线的中段穿出，分布于骶骨表面和臀内侧皮肤。

◀三、深层结构

（一）深筋膜

★臀部深筋膜又称臀筋膜（gluteal fascia）。上部与髂嵴骨膜愈着，在臀大肌上缘分两层包绕臀

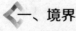

大肌，并向臀大肌肌束间发出许多纤维小隔分隔肌束。内侧部愈着于骶骨背面骨膜，外侧移行为阔筋膜，并参与组成髂胫束。

（二）肌层

臀肌为髋肌的后群，分3层。浅层为臀大肌（gluteus maximus）和阔筋膜张肌（tensor fascia lata）。中层自上而下为臀中肌（gluteus medius）、梨状肌（piriformis）、上孖肌、闭孔内肌腱、下孖肌和股方肌（quadratus femoris）。深层有臀小肌（gluteus minimus）和闭孔外肌（obturator externus）。

（三）梨状肌上、下孔及其穿行的结构

第2~4骶前孔的外侧，与坐骨大孔的上、下缘之间各有一间隙，分别称为梨状肌上孔和梨状肌下孔。

★ **1. 梨状肌上孔**　自外向内依次为臀上神经（superior gluteal nerve）、臀上动脉（superior gluteal artery）和臀上静脉（superior gluteal vein）。

★ **2. 梨状肌下孔**　自外向内依次为坐骨神经（sciatic nerve）、股后皮神经（posterior femoral cutaneous nerve）、臀下神经（inferior gluteal nerve）、臀下动、静脉（inferior gluteal artery and vein）、阴部内动、静脉（internal pudendal artery and vein）和阴部神经（pudendal nerve）。

★ **3. 坐骨神经与梨状肌的关系**　因为坐骨神经与梨状肌关系十分密切，当梨状肌损伤、出血肿胀时，易压迫坐骨神经引起腰腿痛，称之为梨状肌损伤综合征。

（四）坐骨小孔及其穿行结构

★ 坐骨小孔（lessor sciatic foramen）由骶棘韧带、坐骨小切迹、骶结节韧带围成，其间通过的结构由外侧向内侧依次为：阴部内动、静脉和阴部神经。

（五）髋关节的韧带

髋关节的韧带分囊内韧带和囊外韧带两部分。囊外韧带主要有：髂股韧带、耻股韧带和坐股韧带。囊内韧带主要有股骨头韧带，对股骨头有一定的营养作用。

（六）髋周围动脉网

髋关节周围有髂内、外动脉及股动脉等的分支分布，组成吻合丰富的动脉网。通常所说的"臀部十字吻合"分别由两侧的旋股内、外侧动脉，上部的臀上、下动脉和下部的股深动脉第1穿动脉等形成。

第3节　股　　部

股部前上方以腹股沟与腹部分界，后方以臀沟与臀部为界，上端内侧邻会阴部，下端以髌骨上方两横指处的水平线与膝分界。经股骨内、外侧髁的垂线，可将股部分成股前内侧区和股后区。

一、股前内侧区

（一）浅层结构

浅筋膜分为浅的脂肪层和较深的膜性层，分别与腹前壁下部的脂肪层（Camper筋膜）和膜性层（Scarpa筋膜）相续。

1. **浅动脉**　主要有：旋髂浅动脉（superficial iliac circumflex artery），多由股动脉发出，沿腹股沟韧带走向髂前上棘，分布于腹前壁下外侧部。腹壁浅动脉（superficial epigastric artery），单独或与旋髂浅动脉、阴部外动脉共干起于股动脉。阴部外动脉（external pudendal artery）分

布于外生殖器皮肤。

★ 2. 大隐静脉（great saphenous vein） 全长约 76cm。起于足背静脉弓内侧端，经内踝前方，沿小腿内侧缘伴隐神经上行，经股骨内侧髁后方约 2cm 处，进入大腿内侧部，与股内侧皮神经伴行，向前上，在耻骨结节外下方穿隐静脉裂孔，汇入股静脉。大隐静脉汇入股静脉前，收纳了 5 条属支，即：旋髂浅静脉（superficial iliac circumflex vein）、腹壁浅静脉（superficial epigastric vein）、阴部外静脉（external pudendal vein）、股内侧浅静脉（superficial medial femoral vein）和股外侧浅静脉（superficial lateral femoral vein）。

3. 浅淋巴结 一般分两群：上群主要收集腹前外侧壁下部、会阴、外生殖器、臀部及肛管和子宫的淋巴；下群主要收纳下肢的浅淋巴管、会阴和外生殖器的部分浅淋巴。

4. 皮神经 主要有：股外侧皮神经（lateral femoral cutaneous nerve）、股神经前皮支（anterior cutaneous branches of femoral nerve）、股神经内侧皮支（medial cutaneous branches of femoral nerve）、闭孔神经皮支（cutaneous branches of obturator nerve）。

（二）深层结构

1. 深筋膜 大腿深筋膜称阔筋膜（fascia lata）或大腿固有筋膜。在大腿外侧，阔筋膜明显增厚形成一扁带状结构，叫髂胫束。

（1）髂胫束（iliotibial tract） 起自髂嵴前份，下端附于胫骨外侧髁、腓骨头和膝关节囊下部。临床上常用髂胫束作为体壁缺损、薄弱部或膝关节交叉韧带修补重建的材料。

★（2）隐静脉裂孔（saphenous hiatus） 又称卵圆窝，为腹股沟韧带中、内 1/3 交点下方约 1 横指处阔筋膜的卵圆形薄弱区。

2. 骨筋膜鞘

（1）前骨筋膜鞘 包绕股前群肌，股动、静脉，股神经及腹股沟深淋巴结。

（2）内侧骨筋膜鞘 包绕股内侧群肌，闭孔动、静脉和闭孔神经。

（3）后骨筋膜鞘 （见股后区）。

3. 肌腔隙与血管腔隙

★（1）肌腔隙（lacuna musculorum） 前界为腹股沟韧带外侧部，后外界为髂骨，内侧界为髂耻弓。内有髂腰肌、股神经和股外侧皮神经通过。患腰椎结核时，脓液可沿腰大肌及其筋膜，经此腔隙扩散至大腿根部，并可能刺激股神经产生相应的症状。

★（2）血管腔隙（lacuna vasorum） 前界为腹股沟韧带内侧部，后界为耻骨肌筋膜及耻骨梳韧带（pectineal ligament），内侧界为腔隙韧带（lacunar ligament）（陷窝韧带），外界为髂耻弓。

★ 4. 股三角（femoral triangle） 位于股前内侧区上 1/3 部，呈一底向上、尖向下的倒三角形凹陷，向下与收肌管相续。

★（1）境界 上界为腹股沟韧带，外下界为缝匠肌内侧缘，内下界为长收肌内侧缘，前壁为阔筋膜，后壁凹陷，自外侧向内侧分别为髂腰肌、耻骨肌和长收肌及其筋膜。

★（2）内容 股三角内的结构由外向内依次为：股神经、股鞘及包含的股动、静脉，股管及股深淋巴结和脂肪等，股动脉居中，外侧为股神经，内侧为股静脉。

★①股鞘（femoral sheath）包绕股动、静脉上段的筋膜鞘，股鞘内有两条纵行的纤维隔，将鞘分为三个腔：外侧容纳股动脉，中间容纳股静脉，内侧形成股管，内有腹股沟深淋巴结和脂肪。

★②股管（femoral canal）其前壁为：腹股沟韧带、隐静脉裂孔镰状缘的上端和筛筋膜；后壁为：耻骨梳韧带、耻骨肌及其筋膜；内侧壁为：腔隙韧带及股鞘内侧壁；外侧壁为股静脉内侧的纤维隔。股管下端为盲端，称股管下角；上口称股环（femoral ring），股环是股管上通腹腔的通道，被薄层疏松结缔组织覆盖，称股环隔（femoral septum）。从腹腔面观察，此处呈一小凹，称股凹。腹压增高时，腹腔脏器（主要为肠管）可被推向股凹，经股环至股管，最后由隐静脉裂孔处突出，形成股疝。

③股动脉（femoral artery）股动脉是髂外动脉自腹股沟韧带中点后面向下的延续，在股三角内行向股三角尖，继而经收肌管下行，穿收肌腱裂孔至腘窝，移行为腘动脉。股动脉的最大分支为股深动脉（deep femoral artery）。

④股静脉（femoral vein）为腘静脉的延续.，起自收肌腱裂孔，向上与股动脉伴行，位于股动脉后方.逐渐转至动脉内侧.继而穿血管腔隙移行为髂外静脉。

⑤腹股沟深淋巴结（deep inguinal lymph nodes）收纳下肢和会阴部的深、浅淋巴。

⑥股神经（femoral nerve）起于腰丛，沿髂筋膜深面.经肌腔隙内侧部，进入股三角。其中最长的皮神经为隐神经。

★ 5. **收肌管（adductor canal）** 又称 Hunter 管，位于股中 1/3 段前内侧，缝匠肌的深面，大收肌和股内侧肌之间，长 15~17cm 的管状间隙。上口与股三角尖相通，下口为收肌腱裂孔（adductor tendinous opening）。

6. **股内侧区的血管和神经** 有闭孔动、静脉和闭孔神经。

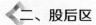
二、股后区

（一）浅层结构

股后皮神经位于阔筋膜与股二头肌之，沿股后正中线下行至腘窝上角。

（二）深层结构

1. **后骨筋膜鞘** 包绕股后群肌肉、坐骨冲经及深淋巴结和淋巴管。

★ 2. **坐骨神经（sciatic nerve）** 是全身最粗大的神经，起骶丛，多以单干形式出梨状肌下孔。在股后部，坐骨神经主要从内侧发肌支，支配股二头肌长头、大、半腱肌、半膜肌和大收肌。

第4节 膝 部

膝部是从髌骨上缘上方 2 横指到胫骨粗隆高度的范围，分为膝前区和膝后区。

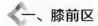
一、膝前区

（一）浅层结构

在膝内侧，有隐神经自深筋膜穿出并发髌下支；在外上和内上方有股外侧皮神经、股神经前皮支和内侧皮支的终末分布；外下方有腓肠外侧皮神经分布。

（二）深层结构

中间部为股四头肌腱，附着于髌骨底及两侧缘，继而延续为髌韧带（patellar ligament），止于胫骨粗隆。

二、膝后区

（一）浅层结构

浅筋膜中有小隐静脉的末端穿入深筋膜。此区的皮神经为股后皮神经末支、隐神经及腓肠外侧皮神经的分支。

（二）深层结构

1. **腘窝的境界** 外上界为股二头肌腱，内上界为半腱肌和半膜肌，下内和下外界分别为腓肠肌内、外侧头。腘窝顶（浅面）为腘筋膜。腘窝底自上而下为：股骨腘面、膝关节囊后部及腘斜韧带、腘肌及其筋膜。

★**2. 腘窝内容** 腘窝内含有重要的血管和神经，由浅至深依次为：胫神经、腘静脉和腘动脉。其外上界还有腓总神经。

★（1）胫神经与腓总神经 胫神经（tibial nerve）于腘窝上角由坐骨神经分出，沿腘窝中线下行，到腘肌下缘穿比目鱼肌腱弓，进入小腿后区。发出腓肠内侧皮神经（medial sural cutaneous nerve），伴小隐静脉下行至小腿后面，加入腓肠神经（sural nerve）。腓总神经（common peroneal nerve）为坐骨神经的另一终末支，绕腓骨颈，在此分成腓浅和腓深神经。腓骨颈骨折或此部外伤时，易损伤腓总神经，引起小腿前、外侧群肌肉瘫痪，导致足下垂。

★（2）腘动脉（popliteal artery） 是股动脉的延续，腘动脉在腘窝的分支有五条：膝上内侧动脉（medial superior genicular artery）、膝上外侧动脉（lateral superior genicular artery）、膝中动脉（middle genicular artery）、膝下内侧动脉（medial inferior artery）和膝下外侧动脉（lateral inferior genicular artery）。在腘窝下角，其分为胫前动脉和胫后动脉两终支。

（3）腘静脉（popliteal vein） 由胫前、后静脉在腘窝下角处汇成，有小隐静脉注入。

（4）腘深淋巴结（deep popliteal lymph nodes）收纳小腿以下的深淋巴和小腿后、外侧和足外侧部的浅淋巴管。

三、膝关节的韧带

囊外韧带主要有：髌韧带、腓侧副韧带、胫侧副韧带。囊内韧带主要为交叉韧带。前交叉韧带防止胫骨过度前移；后交叉韧带防止胫骨的过度后移。

四、膝关节动脉网

主要有旋股外侧动脉降支、膝降动脉、膝上内侧动脉、膝上外侧动脉、膝中动脉、膝下内侧动脉、膝下外侧动脉、股深动脉的第3穿动脉和胫前返动脉。

第5节 小 腿 部

一、小腿前外侧区

（一）浅层结构

浅静脉为大隐静脉及其属支。

（二）深层结构

1. 前骨筋膜鞘

★（1）胫前动脉（anterior tibial artery） 于腘肌下缘由腘动脉分出后，进入小腿前骨筋膜鞘，伴腓深神经下行。主干下行至伸肌上支持带下缘处，移行为足背动脉。

（2）胫前静脉（anterior tibial veins） 2支，与同名动脉伴行。

★（3）腓深神经（deep peroneal nerve） 发自腓总神经，进入前骨筋膜鞘与胫前血管伴行。腓深神经损伤可致足下垂和不能伸趾。

2. 外侧骨筋膜鞘

腓浅神经由腓总神经分出，下行于腓骨长、短肌之间。腓浅神经损伤常导致足不能外翻。

二、小腿后区

（一）浅层结构

★1. 小隐静脉（small saphenous vein） 起于足背静脉弓的外侧端，伴腓肠神经绕外踝后方于小腿后区正中线上行，穿腘筋膜入腘窝，上升一段后汇入腘静脉。

2. **腓肠神经（sural nerve）** 多由腓肠内侧皮神经和腓总神经的腓肠外侧皮神经于小腿后区下部吻合而成。

（二）深层结构

1. **后骨筋膜鞘** 浅部容纳小腿三头肌；深部容纳小腿后群深层肌及腘肌，由外向内侧依次为 mu 长屈肌、胫骨后肌和趾长屈肌。

2. **血管神经束**

★（1）**胫后动脉（posterior tibial artery）** 为腘动脉的直接延续。主干经内踝后方进入足底。

（2）**胫后静脉（posterior tibial veins）** 2 支，与同名动脉伴行。

★（3）**胫神经** 为腘窝内胫神经的延续，经内踝后方，进入足底。

第 6 节　踝与足部

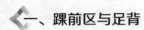一、踝前区与足背

（一）浅层结构

浅静脉有足背静脉弓及其属支。皮神经为足背内侧的隐神经和外侧的腓肠神经终支（足背外侧皮神经）。

（二）深层结构

1. **伸肌上支持带（superiorior extensor retinaculum）** 又称小腿横韧带，连于胫、腓骨下端之间。

2. **伸肌下支持带（inferior extensor retinaeulum）** 又称小腿十字韧带，外侧端附于跟骨外侧面，内侧端分叉附于内踝及足内缘。

3. **足背动脉（dorsal artery of foot）** 于伸肌上支持带下缘续于胫前动脉。在踝关节前方行于蹈长伸肌腱和趾长伸肌腱之间。

★ 4. **腓深神经** 分布于足背肌、足关节及第 1、2 趾相对面背侧的皮肤。

5. **足背筋膜间隙及内容** 足背深筋膜分浅、深两层，两层间为足背筋膜间隙，容纳趾长伸肌腱及腱鞘、趾短伸肌及腱、足背动脉及其分支和伴行静脉以及腓深神经。

二、踝后区

（一）浅层结构

跟腱与皮肤之间有跟皮下囊，跟腱止端与跟骨骨面之间有跟腱囊。

（二）深层结构

★ 1. **踝管（malleolar canal）** 由屈肌支持带与跟骨内侧面、内踝之间围成。踝管通过的结构由前向后依次为：①胫骨后肌腱；②趾长屈肌腱；③胫后动、静脉和胫神经；④蹈长屈肌腱。

2. **腓骨肌上、下支持带（superior and inferor peroneal retinaculum）** 外踝后下方的深筋膜增厚，形成腓骨肌上、下支持带。

3. **踝关节的韧带** 主要有内侧韧带（medial ligament）和外侧韧带（lateral ligament）。外侧韧带分成 3 部：距腓前韧带（anterior talofibular ligament）、距腓后韧带（posterior talofibular ligament）、跟腓韧带（calcaneofibular ligament）。

三、足底

（一）浅层结构

浅筋膜内致密的纤维束将皮肤与足底深筋膜紧密相连。

（二）深层结构

足底深筋膜分两层：浅层称跖腱膜（又称足底腱膜）；深层又称骨间跖侧筋膜。

1. 足底腱膜（plantar，aponeurosis） 在足底形成 3 个骨筋膜鞘：

（1）内侧骨筋膜鞘。

（2）中间骨筋膜鞘。

（3）外侧骨筋膜鞘。

2. 足底的血管和神经 胫后动脉及胫神经穿踝管至足底，即分为足底内、外侧动脉和足底内、外侧神经。

第 7 节　临床病例分析参考答案

病例 8–1

问题（1）参考答案：是大隐静脉曲张。

问题（2）参考答案：①大隐静脉行程长，距离心脏远，血液回流需克服较大阻力。②大隐静脉位于皮下，周围缺乏保护性结构。③大隐静脉管壁薄，易于扩张。④先天性大隐静脉瓣膜发育不全。该病的诱因有长期站立工作，特别是重体力劳动、腹压增高和近端静脉阻塞或回流受阻等。

问题（3）参考答案：休息、抬高患肢、避免长期站立，患肢穿弹力袜等。

病例 8–2

问题（1）参考答案：股管为股鞘内侧份漏斗状的筋膜间隙。其前壁为：腹股沟韧带、隐静脉裂孔镰状缘的上端和筛筋膜；后壁为：耻骨梳韧带、耻骨肌及其筋膜；内侧壁为：腔隙韧带及股鞘内侧壁；外侧壁为股静脉内侧的纤维隔。股管下端为盲端，称股管下角；股管上口称股环。股环是其内侧界为腔隙韧带，后界为耻骨梳韧带，前界为腹股沟韧带，外侧界为股静脉内侧的纤维隔。

问题（2）参考答案：股管上通腹腔的通道，被薄层疏松结缔组织覆盖，称股环隔。从腹腔面观察，此处呈一小凹，称股凹。腹压增高时，腹腔脏器（主要为肠管）可被推向股凹，经股环至股管，最后由隐静脉裂孔处突出，形成股疝。本病多见于老年妇女骨盆较宽广、联合肌腱和腔隙韧带较薄弱，以至股管上口宽大松弛故而易发病。由于股管几乎是垂直的，且股环本身较小，周围韧带坚韧，因此股疝容易嵌顿。

问题（3）参考答案：腹股沟区单个肿大淋巴结有慢性炎症时，可被误诊为嵌顿性股疝。

病例 8–3

问题（1）参考答案：是坐骨神经受压。

问题（2）参考答案：L_4、L_5、$S_1 \sim S_2$。

问题（3）参考答案：在直腿抬高试验中，在下肢抬高超过 30° 以后，即可引起神经根的牵拉或向下移动，其中受牵拉最大的是腰 5 神经根，其次是腰 4 神经根。当抬高角度超过 60° 时，腰 5 神经根所受拉力达到最大程度，并足以使之在椎管内向下移动。由于腰 5、腰 4 神经根受到的牵拉力较大，故腰 5~骶 1、腰 4~5 椎间盘突出的患者，直腿抬高试验多为阳性。

病例 8-4

问题（1）参考答案：由浅至深依次为：胫神经→腘静脉→腘动脉。其外上界还有腓总神经，血管周围还有腘深淋巴结。由于腘动脉位于腘窝深面，紧靠膝关节纤维囊，在发生胫骨和腓骨近端粉碎性骨折时，骨折碎片常可损伤腘动脉。腘动脉在腘窝下端分为终支（胫前动脉和胫后动脉），因此在骨折时也可损伤上述分支动脉。同时，也可损伤由腘动脉发出的一支或数支关节动脉，这些关节动脉供应膝关节关节囊及其韧带。

问题（2）参考答案：检查时双手应紧压腘窝。由于腘动脉搏动较难触及，有时可让患者呈俯卧位，膝关节呈适当角度屈曲。此时在腘动脉通过股骨腘平面处紧压腘窝，即可触及搏动。在内踝和足跟的中点处可触及胫后动脉的搏动。足背动脉（胫前动脉的延续）的搏动可在其跨过舟骨和楔骨上方处触及。这些部位由于位置表浅且紧贴骨面，较易触诊到动脉搏动。动脉搏动的消失则提示腘动脉或胫前、后动脉发生了损伤。

问题（3）参考答案：由于在腘窝内胫神经较腘动脉和腘静脉位置表浅，因而在此类患者中胫神经也可发生损伤。胫神经的离断可致腘肌和小腿后群肌（腓肠肌、比目鱼肌、蹞长屈肌和胫骨后肌）以及足底的肌肉发生瘫痪。同时，部分至膝关节的关节支也可能发生离断。正由于腓总神经与腓骨颈的密切关系，使得在此部发生骨折时易损伤腓总神经。

病例 8-5

问题（1）参考答案：常见的踝关节扭伤是由于承重足的过度内翻所引起，并可致踝关节纤维囊的前外侧部和跟腓韧带及距腓韧带的损伤。扭伤一词通常表示韧带发生了一定程度的撕裂。严重的扭伤可导致韧带的大部分纤维发生撕裂，引起踝关节的不稳定。

问题（2）参考答案：距腓前韧带可能部分或完全撕裂，跟腓韧带和距腓后韧带也可能有损伤。

问题（3）参考答案：此例中，患者由于体重的压迫，使得踝关节受力内翻并滑倒，从而引发了距骨向外髁倾斜，导致腓骨外踝的骨折。

病例 8-6

问题（1）参考答案：髌上囊位于此区大腿深部，几乎与膝关节腔自由相通。外科中常将髌上囊看作是膝关节腔的一部分。因此大腿远端前面的外伤常可引起髌上囊的感染，感染可蔓延至膝关节。

问题（2）参考答案：在髌骨两侧缘中点行穿刺引流。

病例 8-7

问题（1）参考答案：胫骨后肌、趾长屈肌、胫后动、静脉和胫神经以及蹞长屈肌。

问题（2）参考答案：踝管是小腿后区与足底的一个狭窄通道，由于某种原因（如跟骨畸形、腱鞘囊肿、局部陈旧性或疲劳性损伤导致慢性纤维增生等）使踝管通道变狭窄时，有可能压迫踝管内容物，导致踝管综合征。

病例 8-8

问题（1）参考答案：股骨颈骨折。老年人发生骨质疏松时，股骨颈就变得更加脆弱。

问题（2）参考答案：下肢的短缩是由于附着于股骨和髋骨之间的肌肉向上方牵拉而引起，此牵拉作用是由肌肉痉挛（肌肉无意识地突然收缩）产生的。

问题（3）参考答案：股骨近侧端的血管大部分来自旋股内、外侧动脉。这些动脉的分支在髋关节纤维囊中的支持带中走行。闭孔动脉的分支，即股骨头韧带动脉，可营养一部分股骨头。在股骨颈骨折时此动脉可发生破裂。老年人由于动脉硬化，而使此动脉的血供并不充分。

同步练习

一、选择题

1. 股三角内由外往内排列的结构是
   A. 股管、股动脉、股静脉、股神经
   B. 股神经、股动脉、股静脉、股管
   C. 股神经、股管、股动脉、股静脉
   D. 股动脉、股神经、股静脉、股管
   E. 股神经、股静脉、股动脉、股管

2. 在股三角尖部，最具前的是
   A. 大隐静脉
   B. 股静脉
   C. 股动脉
   D. 隐神经
   E. 股深血管

3. 出入梨状肌下孔结构中，居最外侧的是
   A. 坐骨神经
   B. 股后皮神经
   C. 臀下血管
   D. 阴部内血管
   E. 阴部神经

4. 股神经
   A. 起自腰丛，穿血管腔隙，入股三角
   B. 起自腰丛，穿肌腔隙，入股三角
   C. 其最长支为隐神经，穿隐静脉裂孔
   D. 支配股四头肌与内收肌
   E. 经股动、静脉之间下行

5. 分布于股后群肌的动脉主要是
   A. 穿动脉
   B. 旋股内侧动脉
   C. 旋股外侧动脉
   D. 臀下动脉
   E. 腘动脉

6. 股管
   A. 为股鞘的内侧份、长约4cm
   B. 是漏斗状筋膜囊，含淋巴结
   C. 上口被腹横筋膜封闭
   D. 下端延续为收肌管
   E. 此处易发生直疝

7. 穿收肌管的结构是
   A. 股血管与股神经
   B. 股深血管与隐神经
   C. 闭孔血管
   D. 隐神经与股动、静脉
   E. 隐神经与大隐静脉

8. 小隐静脉
   A. 经外踝前方向上与腓浅神经伴行
   B. 经外踝后方向上与腓肠神经伴行
   C. 在腘窝中点穿深筋膜注入腘静脉
   D. 在腘窝与腓总神经伴行
   E. 全长与腓肠内侧皮神经伴行

9. 通过肌腔隙的结构是
   A. 股动脉与股静脉
   B. 隐神经与大隐静脉
   C. 股神经与髂腰肌
   D. 股鞘与股管
   E. 股深淋巴结

10. 股动脉
    A. 行经股三角全长
    B. 发旋股内、外侧动脉
    C. 主要营养股前、内侧群肌
    D. 入收肌管后改名为腘动脉
    E. 同名静脉从其内侧渐转至其前方

二、名词解释

1. Kaplan 点
2. 坐骨小孔

3. 踝管

三、问答题

1. 大隐静脉的行径要点及其根部的属支。

2. 梨状肌下孔及其穿行的结构。

3. 股鞘组成和内容？股管位于何处？股环的边界？股三角的边界和内容物（名称）。

4. 腘窝的组成和内容物。

5. 踝管的组成及通过其中的结构？

一、选择题

1.B 2.D 3.A 4.B 5.A 6. B 7.D 8.B 9.C 10.A

二、名词解释

1. 答：仰卧，两下肢并拢伸直，当两髂前上棘处于同一水平面时，由两侧大转子尖过同侧髂前上棘作延长线。正常时两侧延长线相交于脐或脐以上，相交点称 Kaplan 点。

2. 答：由骶棘韧带、坐骨小切迹、骶结节韧带围成，其间通过的结构由外侧向内侧依次为：阴部内动、静脉和阴部神经。

3. 答：由屈肌支持带与跟骨内侧面、内踝之间围成，通过的结构由前向后依次为：胫骨后肌腱、趾长屈肌腱、胫后动、静脉和胫神经和蹈长屈肌腱。

三、问答题

1. 答：大隐静脉为全身最大的浅静脉。

起止与行程：起于足背静脉弓的内侧，经内踝前方约1cm处→小腿内侧→膝关节内侧→股骨内侧髁后方→大腿内侧→大腿前面→隐静脉裂孔→穿筛筋膜→股静脉。

属支：旋髂浅静脉、腹壁浅静脉、阴部外静脉、股内侧浅静脉和股外侧浅静脉等5条重要属支。

2. 答：（1）构成：由梨状肌下缘与坐骨大切迹、坐骨棘及骶棘韧带围成。

（2）穿行的结构：自外侧向内侧依次为坐骨神经、股后皮神经、臀下神经、臀下动脉、臀下静脉、阴部内静脉、阴部内动脉和阴部神经。臀下神经：支配臀大肌。臀下动脉：主要布于臀大肌。臀下静脉：与臀下动脉伴行，注入髂内静脉。阴部内动脉：穿坐骨小孔入坐骨直肠窝，分支布于会阴部结构。阴部内静脉：与阴部内动脉伴行，注入髂内静脉。阴部神经：与阴部内血管伴行，分支支配会阴。股后皮神经主要分布于臀下部和股后区的皮肤。

3. 答：（1）股鞘：为腹横筋膜与髂筋膜向下延伸，包绕股动、静脉上段的筋膜鞘。呈漏斗形，长3~4cm，向下与股血管的外膜融合成血管鞘。鞘内有两条纵行的纤维隔将鞘分为三个腔，外侧腔容纳股动脉，中间腔容纳股静脉，外侧腔形成股管。

（2）股管：股鞘的内侧腔，为漏斗状的筋膜间隙，长1~2厘米，内有腹股沟深淋巴结、深淋巴管和脂肪。

（3）股环，呈卵圆形，前界为腹股沟韧带，后界为耻骨梳韧带，内侧界为腔隙韧带，外侧界为股静脉内侧的纤维隔。股环是股管向上通连腹盆腔的通道，其表面被覆股环隔和腹膜，并形成凹陷称股凹。

（4）股三角位置：位于股前区上1/3部，为一底向上、尖向下的倒三角形凹陷。境界：上界为腹股沟韧带，外下侧界为缝匠肌内侧缘，内下侧界为长收肌内侧缘，前壁为阔筋膜，后壁为髂腰肌、耻骨肌、长收肌及其筋膜。内容物：自外侧向内侧有股神经、股鞘及其内容（股动、股静脉和股管及其腹股沟淋巴结、淋巴管、脂肪）等。

4. 答：（1）界壁：有一顶、一底和四壁。顶为腘筋膜；底为股骨腘面、膝关节囊后部及腘斜韧带、腘肌及其筋膜；上外侧壁为股二头肌肌腱；上内侧壁为半腱肌和半膜肌，以及股薄肌、缝匠肌和大收肌的一部分；下外侧壁为腓肠肌外侧头；下内侧壁：腓肠肌内侧头。

（2）内容及其排列关系：由浅入深为有胫神经、腘静脉、腘动脉及其腘深淋巴结，窝的上外缘有腓总神经。

5. 答：（1）踝管的构成：由屈肌支持带与跟骨内侧面、内踝之间围成的管状结构。屈肌支持带深面发出 3 个纤维隔，将踝管分隔成 4 个骨纤维性管。

（2）内容物及其排列关系：自前向后 4 个骨纤维性管依次容纳：胫骨后肌腱、趾长屈肌腱、胫后血管及胫神经、踇长屈肌腱。

综合模拟试卷

一、A 型选择题（每小题 2 分，共 34 分）

1. 属于面侧深区的结构是
   - A. 翼内肌和翼外肌
   - B. 颈外动脉
   - C. 颈内动脉
   - D. 下颌后静脉
   - E. 面神经

2. "头皮"是指
   - A. 额顶枕区皮肤
   - B. 皮肤和浅筋膜两层
   - C. 皮肤、浅筋膜和帽状腱膜三层
   - D. 皮肤、浅筋膜、帽状腱膜和腱膜下隙四层
   - E. 包括颞区皮肤、浅筋膜和颞筋膜三层

3. 不属于胸骨上间隙内的结构是
   - A. 淋巴结
   - B. 脂肪组织
   - C. 颈外静脉
   - D. 颈静脉弓
   - E. 颈前静脉下段

4. 固有颈部是指
   - A. 两侧胸锁乳突肌前缘之间与脊柱颈段前方的区域
   - B. 两侧斜方肌前缘之间与脊柱颈段前方的区域
   - C. 两侧胸锁乳突肌后缘之间与脊柱颈段前方的区域
   - D. 两侧斜方肌后缘之间与脊柱颈段前方的区域
   - E. 两侧斜方肌前缘之间与脊柱颈段后方的区域

5. 下颌下三角位于
   - A. 左、右二腹肌前腹与舌骨体之间
   - B. 左、右二腹肌前腹与下颌骨下缘之间
   - C. 二腹肌前、后腹与下颌骨下缘之间
   - D. 二腹肌前、后腹与舌骨体之间
   - E. 左、右二腹肌前腹之间

6. 颈动脉三角深面的筋膜是
   - A. 颈浅筋膜
   - B. 颈筋膜浅层
   - C. 气管前筋膜
   - D. 椎前筋膜
   - E. 颊咽筋膜

7. 位于中纵隔内的结构是
   - A. 迷走神经
   - B. 气管
   - C. 胸主动脉
   - D. 头臂静脉
   - E. 膈神经

8. 胸膜下界
   - A. 为膈胸膜与纵隔胸膜的返折线
   - B. 右侧起自第 5 胸肋关节后方
   - C. 在锁骨中线与第 7 肋相交
   - D. 在腋中线与第 9 肋相交
   - E. 在肩胛线与第 11 肋相交，近后正中线处平第 12 胸椎棘突

9. 肋膈隐窝
   - A. 是胸膜腔最低部分
   - B. 由脏胸膜和壁胸膜返折形成
   - C. 当深吸气时肺下缘能伸入其内
   - D. 由胸壁和膈围成
   - E. 前部较深

10. 气管胸部
    A. 位于上纵隔前部
    B. 上端于胸骨角平面与气管颈部相续
    C. 右前有右膈神经、右头臂静脉和上腔静脉等
    D. 后外有喉返神经
    E. 左侧有左膈神经和锁骨下动脉

11. 动脉韧带
    A. 连于肺动脉干与升主动脉之间
    B. 由肌纤维束构成
    C. 来源于动脉圆锥
    D. 是动脉导管闭锁的遗迹
    E. 为动脉导管三角的后界

12. 胸骨角
    A. 是主动脉弓与升、降主动脉的分界面
    B. 两侧平对第1肋软骨
    C. 是右主支气管与食管相交处
    D. 是胸骨体与剑突连接处
    E. 平对第2胸椎

13. 腹横肌参与形成的结构是
    A. 腹股沟韧带
    B. 腹股沟管上壁
    C. 腹股沟管前壁
    D. 腹股沟管浅环
    E. 腹股沟管深环

14. 下腔静脉的属支是
    A. 右肾上腺静
    B. 左肾上腺静脉
    C. 左、右睾丸静脉
    D. 左、右卵巢静脉
    E. 肝门静脉

15. 手术时寻找阑尾最可靠的标志是
    A. 右髂窝内
    B. 盲肠末端
    C. 沿结肠带向盲肠端追寻
    D. 回盲部
    E. 阑尾血管

16. 坐位时腹膜腔最低的部位是
    A. 膀胱子宫陷凹
    B. 耻骨后隙
    C. 直肠子宫陷凹
    D. 直肠后隙
    E. 坐骨直肠隙

17. 横结肠系膜
    A. 由大网膜前两层构成
    B. 由4层腹膜构成
    C. 内有中结肠血管
    D. 构成网膜囊下壁
    E. 中间较短，两端较长

二、B型选择题（每小题2分，共24分）
    A. 腹外斜肌腱膜
    B. 腹内斜肌
    C. 腹直肌
    D. 腹横筋膜
    E. 腹膜

1. 睾丸鞘膜来自

2. 精索内筋膜来自

3. 精索外筋膜来自
    A. 肝十二指肠韧带
    B. 静脉韧带
    C. 脐正中襞
    D. 脐内侧襞
    E. 脐外侧襞

4. 内含脐尿管遗迹的是

5. 内含脐动脉索的是

6. 内含肝固有动脉的是

7. 内含腹壁下动脉的是

A. 骶淋巴结　　　　　B. 髂内淋巴结　　　　C. 腰淋巴结
D. 腹股沟浅淋巴结　　E. 肠系膜下淋巴结

8. 收纳盆内大部分脏器淋巴

9. 收纳盆后壁的淋巴

10. 收纳子宫颈和子宫体下部的多数淋巴

11. 收纳直肠上部的淋巴

12. 收纳齿状线以下肛管的淋巴

三、名词解释（每小题3分，共15分）

1. 海绵窦

2. 腮腺床

3. 椎动脉三角

4. 腰肋三角

5. 肺门

四、问答题（本大题27分）

1. 颅顶部的血管，神经有哪些？（3分）

2. 甲状腺前方的层次？（3分）

3. 腋动脉的分段及主要分支？（6分）

4. 肱骨肌管的构成，管内动脉参与形成什么结构？（6分）

5. 股三角的境界，内容及毗邻？（6分）

6. 胸膜穿刺要经过哪几层？（3分）

参考答案

一、A 型选择题
1.A 2.C 3.C 4.B 5.C 6.D 7.E 8.E 9.A 10.D 11.D 12.A
13.B 14.A 15.C 16.C 17.C

二、B 型选择题
1.E 2.D 3.A 4.C 5.D 6.A 7.E 8.B 9.A 10.B 11.E 12.A

三、名词解释

1. 答：帽状腱膜：前连枕额肌的额腹，后连枕腹，两侧逐渐变薄，接续颞筋膜。头皮裂伤伴有帽状腱膜横向断裂，因枕额肌收缩，创口开裂较大，缝合头皮时将腱膜仔细缝合，减少皮肤张力，有利于创口愈合。

2. 答：腮腺的深面与茎突诸肌及深部血管神经相邻，这些血管神经包括颈内动、静脉，舌咽、迷走、副及舌下神经，它们共同形成腮腺床，紧贴腮腺深面，并借茎突与位于其浅面的颈外动脉分开。

3. 答：外侧界为前斜角肌，内侧界为颈长肌，下界为底，即锁骨下动脉第一段，尖为第六颈椎横突前结节。三角内主要结构有椎动、静脉，甲状腺下动脉，交感干及颈胸神经节。

4. 答：在膈的起始处，胸骨部与肋部之间以及肋部与腰部之间，往往留有三角形的空隙，没有肌束，仅有一些疏松结缔组织和膈肌筋膜，成为膈的薄弱区，称为胸肋三角和腰肋三角。

5. 答：肺的内侧面中央有一椭圆形的凹陷称为肺门，是主支气管、肺动脉、肺静脉以及支气管动、静脉、淋巴管和神经进出的地方。

四、问答题

1. 答：颅顶部的血管和神经分 3 组：前组，滑车上血管，神经：眶上血管，神经：外侧组。颞浅血管和耳颞神经，耳后血管，耳大神经，枕小神经，后组，枕血管和枕大神经。

2. 答：由浅到深为皮肤，浅筋膜，颈深筋膜浅层，舌骨下肌及甲状腺鞘。

3. 答：以胸小肌为标志，分为 3 段，1 段位于第 1 肋外缘与胸小肌上缘之间，此段发出胸上动脉，2 段，位于胸小肌深面，次段发出胸肩峰动脉和胸外侧动脉，3 段，位于胸小肌下缘与大圆肌下缘之间，此段发出肩胛下动脉，旋肱前动脉，旋肱后动脉。

4. 答：肱 3 头肌 3 个头与肱骨桡神经沟共同构成了一个自内上外下旋绕肱骨干中份后外侧面的管道，称肱骨肌管，内有桡神经，肱深血管通过，肱深动脉在管内分两支，前支为桡侧副动脉，后支为中副动脉，参与肘关节动脉网构成。

5. 答：上界为腹股沟韧带，外侧界为缝匠肌内侧缘，内侧界为长收肌内侧缘，前壁为阔筋膜，后壁自内向外为长收肌，耻骨肌，髂腰肌及其筋膜。内容由外向内为股神经及其分支，股动静脉，此外还有股管，腹股沟深淋巴结和脂肪组织。

6. 答：皮肤，浅筋膜，深筋膜，肌层，肋间隙。胸内筋膜，壁层胸膜。